닥터 웅의

일체형 원바디
임플란트 이야기

닥터 웅의 일체형 원바디 임플란트 이야기

발행일   2016년 5월 6일

지은이   박 기 웅
펴낸이   손 형 국
펴낸곳   (주)북랩
편집인   선일영   편집 김향인, 서대종, 권유선, 김예지
디자인   이현수, 신혜림, 윤미리내, 임혜수   제작 박기성, 황동현, 구성우
마케팅   김회란, 박진관, 김아름
출판등록 2004. 12. 1(제2012-000051호)
주소   서울시 금천구 가산디지털 1로 168, 우림라이온스밸리 B동 B113, 114호
홈페이지   www.book.co.kr
전화번호   (02)2026-5777   팩스   (02)2026-5747

ISBN   979-11-5987-040-8 03510(종이책)   979-11-5987-041-5 05510(전자책)

이 도서의 국립중앙도서관 출판예정도서목록(CIP)은 서지정보유통지원시스템 홈페이지(http://seoji.nl.go.kr
국가자료공동목록시스템(http://www.nl.go.kr/kolisnet)에서 이용하실 수 있습니다.
(CIP제어번호 : CIP2016011084)

성공한 사람들은 예외없이 기개가 남다르다고 합니다.
어려움에도 꺾이지 않았던 당신의 의기를 책에 담아보지 않으시렵니까?
책으로 펴내고 싶은 원고를 메일(book@book.co.kr)로 보내주세요.
성공출판의 파트너 북랩이 함께하겠습니다.

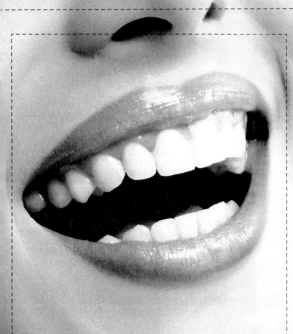

닥터 웅의

일체형 원바디

임플란트 이야기

박기웅 지음

북랩 book Lab

1994년도에 종로 3가에서 치과를 개원했으니, 이제 20년
이 훌쩍 지나가 버렸습니다.

임플란트 시술은 2000년 초반부터 시작했으니, 이 또한
어느덧 10년이 훌쩍 넘어 버린 셈입니다.

개원의 단독으로 독자 개발한 일체형 원바디 임플란트를
식약청 허가를 받아서 2014년 2월부터 시술한 지도 만 2년
이 넘었습니다.

그 결과에 고무되어 임플란트 특허까지 취득했고, 나아가
국제특허(PCT)까지 출원한 상태이며, 지금의 일체형보다 개
선된 임플란트의 개발을 위해 매진하고 있습니다.

그러나 일체형 원바디 임플란트에 대해서 알려진 바가 너
무 없다는 현실이 저에게는 상당히 안타까운 일이었습니다.

아직도 대부분이 기존의 분리형 임플란트가 시술되고 있

고, 치과의사 대다수도 일체형 임플란트를 시술해 본 적도 없고, 그마저 알지 못하는 분들도 상당수 있는 현실에서 일반인들이,

"원바디가 뭔가요? 다 똑같은 것 아닌가요?"

"뭐가 달라요?"

"왜 원장님 혼자만 심어요?"

등등의 질문을 하는 것은 당연하다고 볼 수 있습니다.

본문에서도 나오겠지만, 제가 막 임플란트 시술을 시작한 베이비 시절에 있었던 부끄러운 에피소드를 소개할까

합니다.

10여 년 전의 일입니다.

젊은 여성 환자분께서 '일체형 원바디 임플란트'를 심어 달라고 요구하셨습니다. 솔직히 말씀드리면 전 한 번도 일체형 원바디 임플란트를 본 적도 없고, 들어본 적도 없는 상태였습니다. 당시 다른 원장님들도 마찬가지였을 겁니다. 환자분 말씀을 조금 더 들어 보니 어떤 것인지는 알겠으나, 현재도 판매되지 않는데, 그 당시에는 아예 존재하지도 않았던 터라 난감한 상태였습니다. 그분은 인터넷을 통해 알게 된 일체형 원바디 임플란트가 좋다고 판단하는 것 같았습니다. 그런데 솔직하게 잘 모르겠다고 하지 않고, 부끄럽게도 제 대답은 다음과 같았던 것으로 기억합니다.

"분리형도 붙이면 일체형과 같은 모양이니 꼭 고집하실 필요가 없습니다."

"잘 사용하지 않는 건 이유가 있듯이, 단점이 있으니까 다른 원장님들도 사용하지 않는 게 아니겠습니까?"

"많이들 사용하는 것으로 하는 것이 좋지 않겠습니까?"

이런 상황은 10여 년이 지난 오늘도 여전합니다. 임플란트를 적어도 5,000개 이상 자기 손으로 심어 보고 그 결과도 10년 이상을 지켜 보지 않은 치과의사는 일체형 원바디 임플란트에 대해서 필연적으로 이렇게 말할 수밖에 없을 것입니다.

기존의 나사가 있는 분리형 임플란트의 태생적 한계를 깨닫고 일체형 원바디 임플란트를 찾기까지는 오랜 시간과 과정이 필요한 것이 작금의 현실입니다.

그 현실이란, 기존의 임플란트 제조회사들이 더 이상의 혁신을 못하고 있는데 원인이 있는 것 같고, 또한 새로운 것을 받아들이는데 상당히 보수적인 치과 원장님들의 문제도 있는 것 같습니다. 또한 유통구조상 실질적으로 임플란트의 선택과정에는 환자들 보다는 시술자인 치과의사들의 선택이 좌우하는 문제, 즉 소비자(환자)와 생산자(임플란트 회사) 간의 시장 메커니즘이 작동하지 못하는 특수성이 있다고도 생각합니다.

그 예로 지금과 같은 구조의 치과용 임플란트가 개발된 시기는 1970년대 중반쯤이었으나, 제가 치과대학을 다니던

1980년대 중반까지도 임플란트는 학교에서 배우지도 않았고 일부 교수님들께서 해외 연수 시 입문, 개인적으로 소량을 가지고 들어오셔서 소위 말하는 야매식으로 쉬쉬하며 대학병원에서 시술하던 시기가 있었습니다. 나쁜 일만 소문이 난다고 결과가 안 좋았던 일부의 수술 후 후유증이 있는 환자를 피해 다니시는 모습을 보면서 학생인 저희들은 "임플란트는 해서는 안 되는구나!"라고 생각하던 시기가 불과 1980년대 후반이었습니다.

지금은 어떤가요?

2000년대 중반부터 임플란트 시장이 활짝 열려 이제는 일반화된 시술이 되었고, 치과의사들도 열심히 환자분들께 권하고 있지 않습니까?

어떤 것이든 항상 처음은 있는 법이고, 막상 알고 나면 별거 아니라고 생각합니다.

임플란트 시술비가 전 세계에서 최고로 싸고, 시술이 대중화된 우리 대한민국의 치과계야말로 기존의 나사 있는 분리형 임플란트의 장기적인 문제점에 대해서 다른 나라보다 일찍 깨닫고 각성하고 대비해야 하는 시기가 오고 있지 않나 하는 생각이 듭니다.

자칫하면 임플란트 시술 자체가 소비자의 신뢰를 잃고 자멸하는 길을 걸을 수도 있고, 잘하면 오히려 새옹지마 격으로 우리나라 치과 임플란트 산업이 세계시장을 선점하는 글로벌 플레이어가 될 수도 있다고 생각합니다.

단지 조금 일찍 깨달았다는 이유로 그 대열의 선두에 서 있는 저로서는 의료 소비자인 환자분들과 동료 치과 원장님들의 이해를 돕기 위해서 간단한 핸드북의 역할을 기대하면서 이 책을 발간합니다.

:: CONTENTS :::

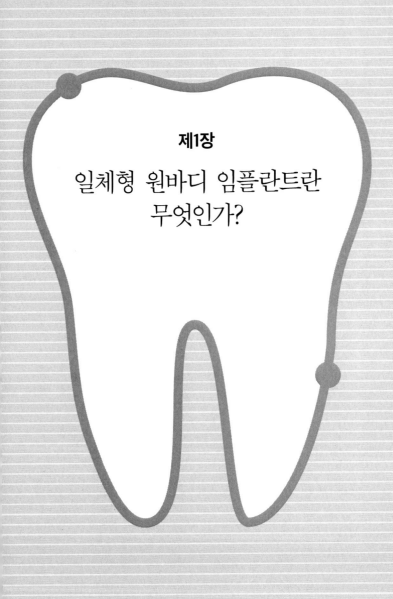

제1장

일체형 원바디 임플란트란
무엇인가?

1
일체형 원바디 임플란트의 정의

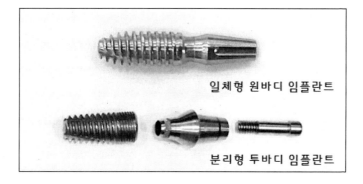

일체형 원바디 임플란트

분리형 투바디 임플란트

　그림으로 보신 바와 같이 기존의 임플란트는 뿌리 역할을 하는 픽스쳐와 기둥 역할을 하는 어버트, 즉 투바디로 나누어져 있어 이 둘이 별도의 연결 나사에 의해 연결되어 있는 반면, 일체형 원바디 임플란트는 픽스쳐와 어버트가 하나로 처음부터 붙어 있습니다.

그럼 실제 임상 적용된 X-RAY 비교 사진을 한 번 보겠습니다.

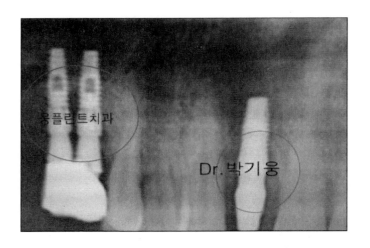

사진상으로 보이는 오른쪽이 일체형 원바디 임플란트 시술 케이스고, 왼쪽이 기존의 임플란트인데, 나사 공간인 검은 부분을 오른쪽에서는 볼 수가 없습니다.

나사로 연결된 게 아니라 일체형으로 제작되었으므로 단한 번의 수술로 기둥까지 완성된 것이라, 후에 보철을 해서

끼우기만 하면 됩니다. 이런 구조상의 차이가 일체형 원바디 임플란트의 최대 장점입니다.

즉, 기존 분리형 임플란트처럼 나사 풀림 현상이 아예 없으니까 어버트와 픽스처의 분리로 인한 보철물 탈락 현상은 전혀 없습니다.

2
일체형 원바디 임플란트의 장점과 특징

일체형 원바디 임플란트의 장점은 크게 식립 시 장점과 식립 이후의 장기적 장점으로 나눌 수 있습니다.

첫 번째, 식립 시 장점을 말씀드리자면 뼈이식수술을 받을 필요가 없다는 점입니다. 기존의 분리형 임플란트는 픽스쳐 중앙에 나사 결합을 위한 깔때기 모양의 구멍을 크게 파 놓았기 때문에 외벽이 몹시 얇아져 있습니다. 따라서 저작 시에 나사가 조금이라도 풀리면 외벽이 늘어나서 나사가 쉽게 풀리거나, 심지어 찢어져서 픽스쳐의 파절로 이어지고 결국 픽스쳐를 제거해야 하는 결과가 올 수 있습니다. 그래서 어금니에서는 지름 4.5㎜ 이상의 굵은 픽스쳐를 식립해야 그나마 덜 풀린다는 사실을 치과의사들은 경험하게 됩니다. 그러나 실제로 이러한 굵은 지름의 픽스처를 심을 만큼 여유 있는 골 쪽을 가진 환자는 거의 없습니다. 그래서 뼈 이식수술을 하는 것입니다.

이에 반해 일체형 원바디 임플란트의 경우에는 속을 파놓지 않았기 때문에 지름 3㎜ 이상의 픽스처면 어금니에 심어도 됩니다. 따라서 비용도 많이 들고 더 아픈 뼈 이식수술을 할 필요가 없어, 치유 기간도 줄어들고 편하다는 크나큰 장점이 있습니다.

두 번째, 일체형 원바디 임플란트의 식립 이후의 장기적 장점을 한마디로 말하자면, '오래 쓴다'입니다.
기존의 분리형 임플란트보다 확실히 오래 씁니다.
왜 그런지 그림으로 설명해 보겠습니다.

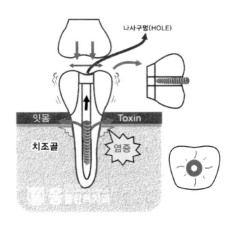

그림과 같이 교합 하중을 받을 때, 굵기가 가늘거나 길이가 짧은 임플란트의 경우 보철물이 움찔하면서 기둥이 임플란트와 분리되려 하는 힘을 나사가 버티지 못하면서 풀리게 될 것입니다. 이때 벌어진 잇몸 새 틈과 나사 구멍 틈으로 구강 내 세균이 들어가 임플란트 내부 밑바닥에서 증식할 때 검진을 통해 소독하고 나사를 조아 주지 않으면 차고 넘쳐서 세균이 내뿜는 독소(Toxin)가 잇몸염 등을 유발하고 치조골을 흡수시켜 임플란트의 수명이 단축됩니다. 물론 이때 악취가 날 테고 나사가 약간 풀린 상태에서 계속 씹다 보면 나사가 완전히 풀리거나 나사가 중간에서 부러져서 보철물이 기둥째 빠질 것입니다.

　나사가 빠진 보철물은 내원하여 다시 연결하여야 하고, 만약 나사가 부러진 경우라면 처음부터 다시 수술을 해야 할 수도 있습니다.

　그래서 기존의 임플란트는 보철물 중앙에 나사 구멍이 뚫려 있게 만드는 것이고, 환자분들은 3~6개월 단위로 꾸준히 내원하셔서 나사가 풀렸는지 확인차 검진을 받으셔야 합니다. 물론 수년간 단 한 번도 풀리지 않으신 분도 있습니다만, 가능성이 있다와 가능성이 없다의 차이는 모두 아실 거라 생각합니다.

3
간단하게 정리한 임플란트의 진화사

지루하시겠지만 이 책의 내용을 잘 이해하시려면 알아두는 게 좋을 것 같아 치과 임플란트의 진화 과정을 말씀드리겠습니다. 아래 그림을 보시죠.

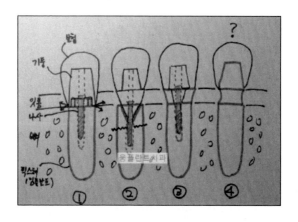

임플란트는 ① > ② > ③의 순서로 진화해 왔습니다.

1세대: 그 유명한 브레네막 교수가 개발한 'External Type Fixture'입니다.

이 제품은 식립하자마자 유착 과정에서 골 흡수가 바로 생기고 뼈까지 픽스쳐를 심고, 기둥과 연결되는 머리 부분이 잇몸 속에 있고, 연결 나사가 기둥과 픽스쳐를 연결함과 동시에 보철을 하는데 보철물의 끝마진이 잇몸 속 깊이 치조골 가까이 위치하기에 한번 염증이 생기면 골 흡수가 일어나므로, 관리에 무척 신경을 써야 하는 방식입니다.

'Gingival Level Fixture'라고도 합니다.

당연히 기둥 + 픽스쳐, 분리형이고 연결 나사가 있는데, 머리 부분의 헥사 구조물이 나사 빼고는 두 개의 파트를 덧대는 유일한 부분이라 나사가 너무 잘 풀리는 단점이 있습니다. 그래서 앞니에는 아예 쓰지 않는 제품입니다.

하지만 이 정도라도 세상에 나온 게 어딥니까?

세계 3대 메이저 임플란트 회사 중 하나인 노벨 바이오케어(Nobel Biocare)사의 대표 제품입니다. (임플란트의 아버지로 불리는 브레네막 교수가 이 회사의 고문으로 계시다 2014년에 타계하였습니다.)

2세대: 1세대의 단점을 극복하고자 아예 픽스쳐 내면에 깊게 깔때기 모양으로 구멍을 쭉 파고 머리 부분을 없앤 방식입니다.

　　나사 연결력말고도 기둥과 픽스쳐 사이의 접촉면을 크게 가져가서 나사가 덜 풀리게 하자는 생각, 또 이 구멍을 쭉 연장해서 잇몸 위로 가져가서 보철물 마진이 잇몸 위로 나오게 해서 관리도 편하게 해서 치조골 흡수를 막아 보자는 생각입니다.

　　픽스쳐 안에서 연결을 한다고 해서 'Internal Connection Type'이라고 합니다. 다른 말로 'Bone Level Fixture'라고도 부릅니다.

　　나사는 1세대보다 조금 덜 풀리기는 하는데, 아주 심각한 문제가 발생합니다. 바로 픽스쳐가 부러지기 시작한 것입니다. 중간에 저렇게 큰 깔때기 모양의 구멍을 파 놓았으니 픽스쳐 벽이 찢어지기 시작한 것입니다. 그래서 굵은 지름을 심지 않으면, 오히려 1세대보다 나사도 더 잘 풀리고 파절되기까지 하는 지경에 이릅니다. (저도 이 사실을 깨닫게 되기까지 많은 시간이 걸렸습니다. 환자분들께 참 죄송한 일이죠. 깊게 반성합니다.)

또 인공뼈이식수술을 하기 딱 적당한 모양입니다. 이때부터 GBR(guided bone regeneration)이라는 해괴한 용어가 등장하면서 인공뼈를 만드는 회사가 늘어나기 시작합니다.

이 제품이 처음 아스트라(Astra)라는 브랜드로 나왔을 때 치과의사들에게 폭발적인 인기를 누렸습니다. 그 이유는 심기가 적당하기 때문입니다. 뼈에 맞춰서 딱 심을 수도 있고, 좁은 골 폭에서는 깊이 심어 골 폭 확보도 가능하고, 무엇보다도 잇몸에 맞게 다양한 길이와 폭의 기둥을 선택할 수 있어서 보철을 하기에도 유리하고 관리도 편합니다. 그 점은 확실히 장점이기도 합니다.

이 2세대 방식은 현재 가장 널리 사용되고 있는 픽스쳐입니다. 나사가 풀리지 않게 하려고 굵은 픽스쳐를 심어야 하고, 실제 골 폭은 좁다 보니 뼈 이식수술을 반드시 해야 하는 제품입니다. 회사는 덴츠플라이(Dentsply)라는 메이저 기업입니다.

3세대: 2세대도 사실상 문제가 많으므로 픽스쳐 파절의 문제를 보강하기 위해 본체 상부의 머리 부분을 크게 하여 아예 잇몸 끝까지 내어 올리는 방식이 나옵니다.

그것을 'Transmucosal Level Fixture'라고 합니다.(스트라우만의 ITI라고 불리는 히트작인 상당한 아이디어가 돋보이는 제품입니다.)

머리 부분을 받쳐 주니 보강도 되고, 깔때기 모양의 구멍도 좀 작게 파니까 나사는 확실히 덜 풀리기는 합니다. 하지만 기둥이 너무 왜소하여 보철하기에 곤란한 점이 있으며, 그리고 무슨 이유에서인지 머리 부분의 크기, 길이가 다양하게 나오지 않는 등의 제한이 많아 모든 케이스에 적용이 어렵다는 단점이 있습니다.

1차 수술 후 잇몸 위로 머리 부분이 나와 있으니 2차 수술이 필요 없다는 점에서 혁신성은 분명히 있는 제품입니다. 하지만 계속하여 나사가 풀리는 문제가 발생하며 분명 진화된 형태임에도 불구하고 기둥의 사이즈가 다양하게 나오지 않아서 모든 케이스에 적용할 수가 없었습니다. 하지만 저의 시술 경험에 의하면 이 제품이 나사가 가장 덜 풀리는 형태임엔 분명한 것 같습니다.(그럼에도 이 회사는 3세대뿐만 아닌 1, 2세대를 다 만들고 있습니다.) 연구 개발도 가장 많이 하고 있으며 치과의사들의 자문도 많이 받고 있습니다.

그래서 상품명이 따로 있는데도 'ITI(International Team of Implantology)'라고 부릅니다. 제 짐작으로는 일체형 원바디 픽스처에 가장 근접한 회사이고, 이미 개발도 해놓았을지도 모르겠습니다. (얼마 전 이 회사가 세계 1위의 노벨을 제치고 1위로 올라섰습니다.)

지금까지 임플란트의 진화사였습니다.

4

분리형 임플란트
vs 일체형 원바디 임플란트

소비자보호원에 접수되는 임플란트 관련 민원을 임플란트 수술 시 관련 사항과 시술 후 사용 관련 사항으로 나눌 때, 임플란트 시술 후 사용 중 발생하는 민원의 대부분이 '빈번한 보철물의 흔들림, 탈락, 염증'이라고 합니다.

이러한 증상의 원인은 '연결 나사의 풀림 현상' 때문입니다. 실제 케이스를 하나 보겠습니다.

서너달 전에 저희 병원에서 일체형 원바디 임플란트를 식립하고, 한 달 전 보철물을 장착하고, 오늘 다른 문제로 내원하신 환자입니다. 문제는 5년 전쯤 다른 병원에서 했던 임플란트가 흔들려서 오셨는데, 나사가 일부 풀려서 보철물이 흔들리는 것으로 판단되었습니다. 이 경우 빨리 나사를 다시 조여 주어야 하고 그러지 않으면 보철물이 곧 빠지게 될 것입니다.

나사가 다 풀렸거나 파절된 경우겠지요. 최악의 경우 부러진 나사 제거가 안 되면 임플란트를 제거하고 새로 임플란트를 심어야 합니다. 제 경험으론 대부분 나사 제거가 안 됩니다.

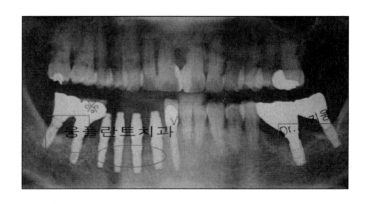

사진의 사각형 안이 5년 전 다른 치과에서 했던 기존의 분리형 임플란트이고, 타원형 안이 저희 치과에서 몇 달 전 식립한 4개의 일체형 원바디 임플란트입니다. 처음으로 나사가 풀렸다는 임플란트가 '※' 표시가 있는 왼쪽 사각형 안

의 두 번째 임플란트입니다.

언뜻 봐도 일체형 원바디 임플란트가 튼튼해 보이지 않
습니까?

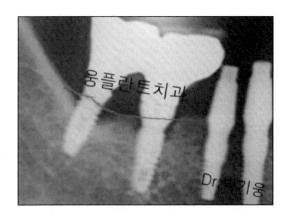

사진상으로 보면 문제의 나사가 풀린 임플란트는 픽스쳐
주위에 염증 소견을 보이고 있습니다. 임플란트 아래쪽에
보이는 선이 원래 뼈가 있었던 부분을 선으로 표시한 것인
데, 현재는 삼각형 모양으로 임플란트 주위로 검게 보이는
만큼 뼈가 흡수된 상태입니다. 교합 하중을 많이 받아서
치조골이 흡수된 것으로 추정되며, 이제 나사까지 풀리면

서 두 번째 임플란트는 급성으로 수직상 염증이 오고 있는 것으로 보입니다.

결론적으로 처음부터 픽스쳐를 두 개가 아니라 세 개를 심는 게 맞았고 두 개를 심더라도 일체형 원바디 임플란트를 심었더라면 치조골 소실은 될지라도 나사 풀림으로 인한 염증은 피할 수 있었을 것입니다. 아마 앞으로도 풀리는 횟수만큼 임플란트 수명이 단축되겠죠.

온전히 씹는 힘을 지탱하기 힘들게 치료 계획이 세워졌다고 볼 수 있겠습니다.

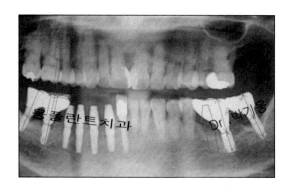

그 이유는 원래 치관/치근 비율, 즉 A/B의 비율이 1미만

이어야만 합니다.

다시 말해 픽스쳐 길이가 기둥의 길이보다 길어야 상식적으로 씹는 힘을 견딜 수 있기 때문에 굵은 픽스쳐 식립이 어려울 때는 추가 식립이 필요합니다.

사진에서 보면 양쪽 다 그렇지 못한데, 이제는 만성적 골흡수가 진행되므로 시간이 갈수록 뼈가 받치는 픽스쳐 길이가 더 짧아지고 있습니다.

게다가 앞으로 나사가 풀릴 때마다 염증이 생김으로 픽스쳐의 수명 단축이 가속화될 것으로 보입니다.

이런 점을 예견하고 애초에 일체형 원바디 임플란트를 3개 심었다면, 거의 영구적으로 사용이 가능하다고 생각합니다.

참고로 오른쪽이 아직 나사가 풀리지 않은 이유는 왼쪽보다 더 굵은 지름의 임플란트를 심었기 때문이지만, 만성적인 수평골 흡수는 진행되고 있는 것으로 보입니다. 다시 말해, 오른쪽 임플란트 역시 수명이 짧아지고 있다고 볼 수 있습니다.

그렇다면 왜 아직까지도 국내외를 막론하고 기존의 생산

및 시술되고 있는 임플란트의 대부분이 분리형 임플란트일까요?

아마도 임플란트의 기원이 서양이기 때문이라고 생각합니다. 사실상 서양에서는 일체형 원바디 임플란트가 굳이 필요 없기 때문이죠.

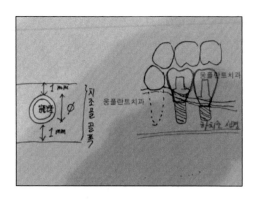

그림을 보시면 지름 4㎜의 픽스쳐를 심으려면 총 6㎜의 골 폭을 가져야 합니다. 실제로 잇몸 절개 후 박리를 해, 직접 치조골을 보면 6㎜의 골 폭을 보기 쉽지 않습니다. 우리 동양인의 골격이 서양인보다 평균적으로 작기 때문입니다.

기존 분리형 어금니용 픽스쳐는 최소 지름이 4㎜는 되

고, 길이가 10㎜ 이상, 치관/치근 비율이 1미만이 되어야 나사가 장기간 풀리지 않는다고 생각합니다.

한국인의 평균 골격으로는 서양인처럼 지름 4㎜ 이상의 픽스쳐를 심기 쉽지 않습니다.

길이는 또 어떤가요?

환자분들 대부분 만성 치주염(풍치)을 앓다가 치조골이 상당량 흡수된 뒤에야 이를 뽑습니다. 그래서 상악은 상악동 때문에, 하악은 하치조신경 때문에 대부분 길이 10㎜ 이하만 식립이 가능합니다.

식습관은 또 어떤가요?

우리 음식은 질기고 단단한 음식이 정말 많지 않습니까?

분리형 임플란트는 서양인 골격에 적합하고, 굳이 일체형 원바디 임플란트가 필요하지 않은 서양에서 임플란트가 들어왔기 때문에 우리가 너무 쉽게 그들의 스펙과 프로토콜을 믿고 받아들이지 않았나 생각해 봅니다.

서양인들에게는 예외적으로 시술되는 그마저 잘 되지도 않는 치조골이식술, 상악동거상술, 치조정 분리확장술을 우리는 너무 쉽게 생각하고 시술하는 경향이 있고, 이런 것들도 억지로 그들의 스펙에 맞추어 오지 않았나 생각합니다.

또한 한국의 임플란트 시장이 이미 과열 경쟁으로 포화 상태인데다 세계시장에 비해 그 규모가 미미한 만큼 수출을 하려는 국내 제조업체 입장에서는 주요 제품 라인업을 분리형 임플란트 쪽으로 가져가는 게 아닌가 짐작해 봅니다.

또 외국에서 잘 안 하니 우리도 안 한다는 심리일까요?

그림 하나를 더 보시겠습니다.

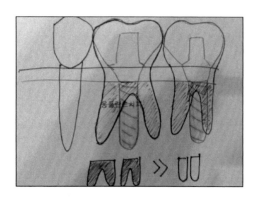

어금니의 경우 윗니는 뿌리가 3개, 아랫니는 뿌리가 2개입니다. 환자분들은 대부분 치아 하나당 임플란트 하나를

심는 걸로 알고 있죠. 뼈 상태가 좋아도 자연치와 임플란트의 치근 면적이 차이가 많이 납니다.

동양인들은 어금니 뿌리 하나가 평균 지름이 3.8㎜ 정도, 평균 길이가 9㎜ 정도인데, 임플란트 지름 4㎜ 이상, 길이 10㎜ 이상을 심을 수 있고, 음식물도 부드러운 것이 대부분인 서양인에게나 맞는 프로토콜이 그대로 받아들여지지 않았나 싶습니다.

그리하여 교합 하중이라도 줄이려 다음 사진처럼 작게 만듭니다.

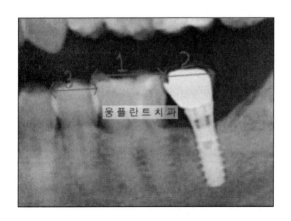

또 다른 얘기를 해 보겠습니다.

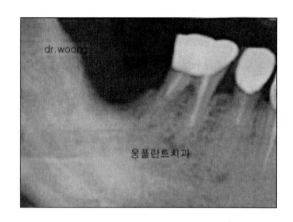

심한 풍치로 흔들리는 어금니를 뽑고 보니까 뼈가 쑥 꺼져 8㎜ 정도 밖에 남지 않았고, 자연스럽게 치관/치근 비율도 좋지 않아 2개를 심자고 주장하여 길이 8㎜, 지름 4㎜와 3.8㎜를 식립했습니다.

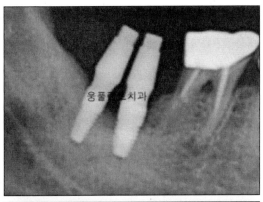

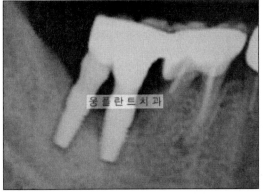

간혹, "다른 치과는 다들 하나를 얘기하는데, 이 치과는 왜 두 개를 심으라고 하나요?"라고 말씀하시면 이해시켜 드리기가 쉽지가 않습니다.

계속 주장을 하면 "생각해 보겠다."라고 한 다음, 대부분 다른 치과에 가십니다.

그래서 고심 끝에 "1+1 개념으로 2개 비용이 아니라 1개 반 비용으로 합시다." 하면 그나마 동의합니다. 효과가 의심되는 뼈이식 비용으로 차라리 픽스쳐 한 개 더 심는 게 낫다고 설득하는 것이죠.

그러나 이것도 쉽지가 않습니다.

요즘 같은 저수가 시대에 힘들고, 추가 비용이 드는 치조골이식술, 치조정 분리확장술, 상악동거상술을 할 수는 없다고 봅니다. 또한 제 경험으로는 위에 열거한 수술들도 믿을 바가 못 된다고 봅니다.

기업형 치과들의 저수가 마케팅 때문에 위에 나열한 수술을 하는 의사분들은 앞으로도 점점 더 심해지는 불황 속에 환자들을 빼앗기고 있고, 이 현상은 아마 더욱 가속화될 것이라고 봅니다.

저희 치과는 오래전부터 효과도 의심되고, 비용만 추가로 드는 수술은 하지 않고 있습니다. 또한 멀리 지방에서 오시는 분들은 정기적인 검진을 매번 하기 어렵고, 특히 외국에서 오시는 분들은 심고 나서, 즉시 또는 한 달 체류 후 보철하고 가시길 원하십니다.

이러저러한 사정으로 수가도 기업형 치과와 경쟁이 가능하게 맞춰 가면서도 아울러 높은 질을 유지하기 위해 '일체형 원바디 임플란트'를 그 대안으로 개발 및 시술하게 되었습니다.

결론적으로 원바디 임플란트는 위에 열거한 여러 가지 우리의 상황에 맞는 '한국형 임플란트'라는 느낌을 지울 수 없습니다.

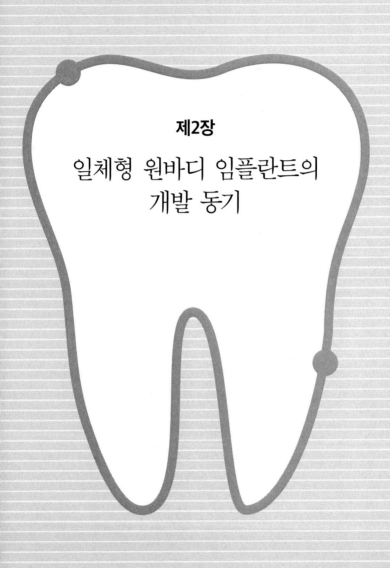

제2장

일체형 원바디 임플란트의
개발 동기

1

기존의 분리형 임플란트의 문제점

10년이 넘도록 식립한 그 많은 임플란트 중(종로구에서 임플란트를 가장 많이 식립하는 치과 중 한 곳으로 알려져 있습니다.) 연결 나사가 풀려 문제가 야기된 경우를 제외하면 다른 문제가 생겨 제거한 것은 단 한 개에 불과했으며, 장기적으로 사용 시 생길 수 있는 치조골 흡수, 매식체 주위염 같은 현상이 없었으므로 임플란트 시술의 효용성과 안정성에 대해 나름의 확신을 가지고 있었습니다.

단 하나, 나사 풀림 현상으로 보철의 탈락은 어쩔 수 없는 환자의 교합 습관의 문제라고 보았습니다. 예를 들어 유달리 딱딱하고 질긴 음식을 좋아한다든가 턱 근육이 잘 발달되어 있어 강한 교합력을 내는 사람, 한쪽으로만 씹는 다든지, 잘 때 이를 갈거나, 이를 악물거나(clenching), 비용 부담으로 필요 개수만큼 심지 못해 임플란트가 받는 과도한 하중 때문이라고 말입니다.

제 임플란트 시술 환자 중 저도 보람을 느낄 만큼 5년 이상 아무 문제없이 경과가 좋았던 분이 어느 날 내원을 하셨습니다.

뜻밖에도 임플란트 중 한 개가 나사가 풀린 상태에서 씹다가 나사가 부러져 보철이 탈락되어 오신 겁니다.

도저히 나사 제거가 되지 않아, 무상으로 임플란트 자체를 제거하고 다시 픽스쳐를 식립하고 보철물을 해드렸습니다.

저 스스로에게 너무나도 충격적이었습니다.

그분은 교합력이 조금 센 분이기는 했지만, 장기간 잘 사용하셔서 그럴 만한 이유가 별로 없었기 때문입니다.

이때, 결국 모든 임플란트는 나사가 풀리는 것이 숙명인가 하는 생각이 들었습니다.

이대로는 안 되겠다 싶은 저는 근본적인 해결책을 찾으려 했습니다.

당시 제가 얼마나 정신을 놓았는지, 나사가 부러진 상태의 X-RAY 사진 저장도 하지 못해, 그 사건 전에 유사한 다른 분의 사진을 보여 드리겠습니다.

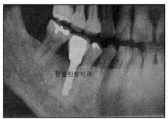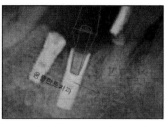

보철물이 부러지기 전(좌)과 부러진 후(우)

이분은 나사가 부러져 보철물이 탈락되어 오셨는데, 다행히 부러진 나사 제거가 된 상황입니다. 식립 당시 치조골 흡수도 없었고 치관/치근 비율도 괜찮아서 골 폭에 맞춰 지름 3.8㎜, 길이 10㎜를 심었습니다.

이 경우에는 지금 기준으로 봐도 애매한 경우라고 생각합니다. 굳이 복기를 한다면 그 뒤의 어금니가 썩고 풍치가 와서 씹기가 어려워져 교합 하중이 임플란트에 더 가지 않았나 하는 점과 50대 건장한 남성의 경우, 지름 4㎜, 길이 10㎜ 이상을 심지 못할 경우엔 2개를 심었어야 하지 않았나 생각합니다. 이분도 만 2년 이상 쓰신 분인데, 그 후에 옆에 하나 더 심어서 다시 보철을 했습니다. (심고 보니 뿌리 2개가 생겨서 강하게 보이죠? 원래 어금니는 뿌리가 2개랍니다. 또한 이분은 50대 남성입니다.)

고민하다 스친 생각이 '그동안 경험한 사실로, 임플란트를 심자마자 바로 기둥을 연결해서 보철을 올린 경우가 여러 번 있었는데, 모두 성공적이었다. 이럴 바에야 나사가 없는 일체형 원바디 임플란트를 심는 것이 낫지 않을까?'라는 것이었습니다.

단지 약점이라고 한다면 골 유착율이 조금 떨어진다고 하는데 그동안 수도 없이 많은 픽스쳐를 심으면서 초기 고정에 실패한 경우가 거의 없었기 때문에 그 점은 자신감이 충분했고, 설사 다시 심더라도 나사가 풀리는 것보다는 백번 낫다는 생각이 들었습니다.

2
인공뼈이식수술의 유효성에 대한 의문점

먼저 이 주제에 대해서는 저의 시술 경험에 바탕을 둔 사견임을 밝혀 둡니다. 상당히 민감한 문제라서 저로서는 상당히 조심스럽고, 저의 주장을 입증할 객관적 연구 실험을 스스로 하지 못했습니다. 하지만 저는 임상의로서 대학교수나 연구원도 아니고 또 저의 몫도 아닙니다.

제가 뼈이식수술, 즉 치조골재생유도술 GBR(Guided Bone Regeneration)의 유효성에 관해서 의문을 가지는 이유를 설명해 보겠습니다.

저는 치과대학에서 치조골이 재생되기 위해서는 주변에 최소 3개 내지 4개의 골벽(Bone Wall)이 있어야 한다고 배웠습니다. 또 치조골의 조직학과 골대사에 관한 생리학을 배웠습니다. 뼈에 상처가 나거나 구멍이 나거나 골절이 되었을 때를 생각해 봅시다. 뼈가 생기기 위해서는 일단 출혈이 되어야 합니다. 그다음 지혈이 되어 굳은 핏덩어리가 결손 부위를 채워야 합니다. 핏덩어리 양만큼 뼈가 생깁니다. 왜냐하면 뼈를 만드는 조골세포(Osteoblast)는 마음대로 이동하거나 점프를 하지 않고 핏덩어리 안에 만들어진 결체 조직을 따라갈 뿐이죠. 지혈 후에는 염증 반응으로 면역세포가 출현해서 깨끗하게 소독이 되면 비로소 뼈 재생이 가능한 외부와 차단이 된 환경이 되면 골벽에 있던 조골세포가 나타나 뼈를 만들어 냅니다.

이해를 돕기 위해 다음 그림을 보겠습니다.

잇몸 뼈에 구멍을 낸 위치 (1), (2), (3)에 따라 각자 다르게 생긴 골벽에 핏덩어리가 생긴 모양을 옆에서, 위에서 본 모양입니다.(화살표는 조골세포의 이동 가능 경로를 표시한 것입니다)

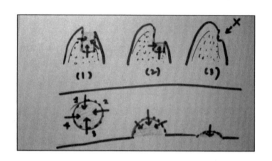

    ⑴의 경우 사방으로 4개의 골벽이 있어, 뼈 재생이 잘되도록 핏덩어리가 가득 잘 찬다.

    ⑵의 경우 3개 내지 2개의 골벽만 있어, 핏덩어리가 부분적으로 차므로 뼈도 부분적으로 찬다.

    ⑶의 경우 1개의 골벽만 있으므로 재생이 잘 안 된다.

    실제로 임플란트를 심는 경우를 보도록 하죠.

    임플란트 식립의 원칙은 이렇습니다.

    아래 그림처럼 픽스쳐 주위로 사방에 4개의 잔존 골벽이 최소 1㎜ 이상이 있어야 하고, 픽스쳐 사이에도 최소 2㎜ 이상의 여유가 자연적으로 있어야 합니다.

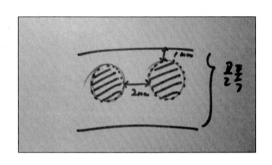

　전술했듯이 어금니에는 나사가 풀리지 않게 하기 위해서 지름 4.5㎜ 이상의 픽스쳐를 심어야 합니다. 그런데 그러기 위해서는 최소 6.5㎜ 이상의 골 폭이 있어야 하는데, 이런 골 폭의 치조골은 극히 드뭅니다. 평균 4.5㎜ 정도인데, 아래 그림은 5㎜ 골 폭에 지름 4.5㎜의 임플란트를 심은 경우입니다.

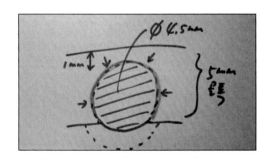

임플란트에 막혀 조골세포가 들어올 통로가 막혀 있고 골벽도 없으므로 점선 안의 공간에 뼈가 만들어질 가능성이 없다고 보는 것입니다.

게다가 점선 안의 뼈는 원래 있던 뼈도 아니기 때문에 재생도 아닌 신생골이 되므로, 차라리 비록 안되더라도 GBN(Guided Bone Neogeneration)이라고 하는 것이 맞을 겁니다.

뼈가 생긴다고 주장하시는 분들은 이렇게 말할 수 있을 겁니다.

"인공뼈를 점선 안의 공간에 넣어 주면 된다."라고요.

하지만 저는 이렇게 생각합니다.

뼈 비슷한 덩어리를 이루어 진짜 뼈에 그냥 엉겨 있을 뿐이고, 식립 후 보철까지 들어가기까지는 별 표시가 안 나더라도 시간이 경과하면서 경미한 염증에도 견디지 못해 떨어져 나오게 되면 염증원이 되어 큰 문제를 일으킬 거라고 봅니다.

왜냐하면 정상적인 뼈의 구조를 못 가졌으므로 염증에 대응할 생리대사기능이 부족하거나 결여되어 있기 때문입니다.

차라리 뼈를 안 넣어 주는 편이 더 낫다고 생각합니다.

단, 나사가 잘 풀리든지, 치조골 흡수가 생기든지 할 겁니다.

어떻게 혼자서만 남들과 다른 주장을 그렇게 당당히 하느냐고요?

저도 전에는 당연히 GBR을 많이 했습니다.

레지던트 때, GTR을 해 보고 실망한 경험에 이건 아니다 싶었지만, 뼈 회사의 선전을 믿고 그 비싼 뼈를 사서 했었습니다.

몇 개월 후 확인하려고 잇몸을 절개하고 들어가 엄청 실망을 하고나서 다시 봉합을 했던 기억이 수도 없이 많습니다.

제가 수술을 잘못해 놓고서 이런 소리를 한다고 하거나, 뭘 몰라서 착각한다고 하면 어쩔 수 없는 일입니다. 어찌 되었든 일체형 원바디 임플란트는 뼈이식을 하지 않아도 되는 것은 맞기 때문에 구태여 돈을 들이고 뼈이식을 하여 문제의 소지를 만들 필요가 없다고 주장합니다.

3

한국의 의료 상황에서의 문제점

우리나라는 세계적으로도 임플란트 수가가 가장 저렴한 나라인데다 고령화로 인해 노년 인구층이 갈수록 많아지고 있어서 임플란트의 수요가 늘고 있는 추세입니다.

낮은 수가에서는 자연적으로 싼 게 비지떡이라는 말처럼 원가 절감의 차원에서 무허가의 픽스쳐나 기둥, 각종 부품을 사용하게 될 가능성이 많습니다.

국내 임플란트 회사들은 치열한 저가 경쟁으로 사실상 영업 마진이 극도로 나빠진 상태이며, 이 점은 상위 5대 업체들도 예외는 아닐 것입니다.

그 밑에 바글바글하게 모여 있는 영세 가공 공장들은 거의 좀비 기업으로 가고 있는 과정이 아닌가 싶은데요. 소문으로는 대형기업인 O사조차도 소위 말하는 기획 상품용 아울렛 물건을 이전 공장에 하청을 주기도 한다고 합니다.

이런 공장들을 무시한다기보다 현실적으로 품질관리가 과연 제대로 될 수 있을지 의문이 듭니다. 거기다 지금까지 앞에서 설명 드린 분리형 임플란트 자체의 문제까지 얹어서 생각해 보면 임플란트 시술 자체가 환자들에게 신뢰를 잃고, 외면당할 수도 있겠고, 그 틈을 비집고 외국산 제품이 일정 포지션을 회복할 수도 있겠다는 생각이 듭니다.

실제로 소수의 원장님들은 여전히 비싼 외산만 사용하시되 고가의 진료비를 받는 소위 부유층 상대의 전략을 고수하고 계십니다. 그러나 이 역시도 분리형 임플란트일 뿐이죠.

그 반대 입장에 있는 저가 마케팅을 내세우는 기업형 사무장 치과, 체인형 치과들은 최후의 만찬을 즐기고 있으나 미래가 불안하기는 마찬가지일 테고, 그 사이에 끼어 있는 대다수의 치과들은 비명을 지르고 있는 상태일 것입니다.

실제로 요즘 업자들이 전하는 말을 들어 보면 소위 메뚜기식의 개업 방식이 자주 눈에 띈다고 하는데요. 한 3~5년 정도 왕창 저가로 심어 놓고는 갑자기 도둑 폐업을 하고 환자들에게 아무 연락도 없이 다른 지역으로 이전해 버린다는 얘기더군요. 당연히 환자들은 붕 떠버려서 A/S를 받을 수가 없게 되겠지요. 제가 제일 주목하고 있는 부분이기도 한데요. 그 이유가 바로 A/S를 감당할 수 없기 때문입니다. 이 A/S 원인의 대부분이 분리형 임플란트이기 때문에 발생하는 것입니다.

과연 향후 5년 정도 후에 어떤 일이 벌어질지 지켜봐야 알겠지만, 제 예측대로 안 되는 것이 여러 사람들을 위해서 좋겠지요.

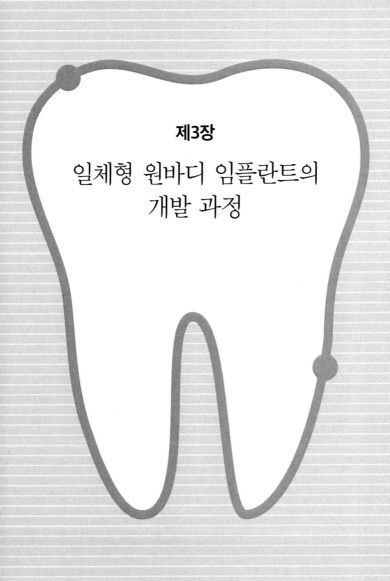

제3장

일체형 원바디 임플란트의
개발 과정

1

마땅한 일체형 원바디 임플란트가 없다!

현재 국내외적으로 원바디는 거의 희소하고, 국내 업체는 2곳과 독일제 큐플란트 1개뿐이었습니다. 그리하여 3개 회사에 연락해 비교하기 시작했습니다.

먼저 큐플란트의 경우 국내 수입업체의 도산으로 구할 수도 없었습니다. 마음에만 들었으면 독일에 직접 접촉해 보려고 했습니다만, 기존에 사용했던 치과의 임상 사진을 보니 마음에 들지 않았습니다.

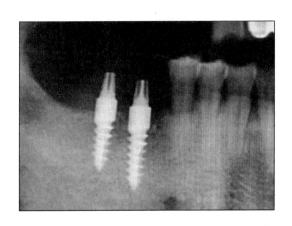

초기 고정은 좋아 보이지만, 오버 토크(Over Torque)로 골 흡수가 생길 것 같고, 임플란트 지름이 나사선을 제외하면 2/3밖에 되지 않아, 지름 4㎜인 경우 실제 코어(Core) 지름은 잘해 봐야 2.67~3.0㎜. 이것으로는 어금니의 교합 하중을 견디지 못하고 부러지기 십상이라 제외했습니다.

다음의 사진상 오른쪽은 A업체의 픽스쳐입니다.

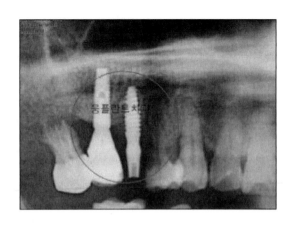

실제로 실험해 보니 초기 고정이 별로라 일체형 원바디 임플란트의 개념에 맞지 않는 듯하고 셀프 스레딩(Self Threading)도 아니라, 뼛속에 파고들지도 못하므로 초기 고정개선과 셀프 스레딩으로 바꿀 것을 회사 측에 요구하고 기다려 보기로 했습니다. 10개월 후, 다시 개선된 픽스쳐를 식립한 것이 위의 사진입니다.

아직도 초기 고정이 원하는 만큼은 아니라, 식립 성공률이 많이 떨어지고 시술 가능한 케이스가 제한적이어서 불만이었습니다. 픽스쳐 자체를 새로 개발해야 한다고 회사에 조언을 했지만 묵살당했습니다.

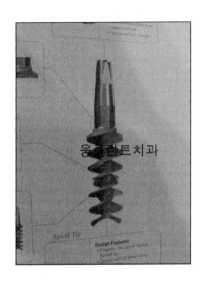

다음 사진은 B업체 제품입니다. 큐플란트의 아류 작품이라고 느껴졌습니다.

2

㈜덴티움과 OEM 방식으로 개발 시작하다

국내에 제가 찾는 어금니용 일체형 원바디 임플란트가 없었습니다. 국내 수위를 다투는 임플란트 제조회사 모두 다 없었습니다. 제 기준으로 봤을 때는 고작 그나마 앞니용 일체형 원바디 임플란트조차도 말도 안 되는 제품이었습니다.

결론은 제가 개발하는 방법뿐이었습니다.

사실 지난 7년 전부터 가끔씩 일체형 원바디 임플란트식으로 시술해 온 경험을 바탕으로 자신감이 있었기 때문에 이런 마음을 먹을 수 있었습니다. 다시 말해, 분리형 임플란트를 일체형 원바디 임플란트처럼 시술을 하고 장기간의 예후를 지켜본 결과를 알고 있었기 때문입니다.

그러나 혼자서 하기에는 엄두가 나지 않는 일이라 기존의 회사에 요청하기로 마음을 먹었습니다. 그래서 각 회사 직원을 불러 취지를 설명했으나, 반응이 미온적이었습니다.

"여러 가지 상황을 고려해 봤을 때, 앞으로 대세는 일체형 원바디 임플란트입니다. 경쟁을 뚫고 혁신을 해야지, 남들과 똑같이 해서는 성공할 수 없습니다. 믿고 투자 한번 해 보세요." 하고 주장했지만요.

그래서 "제가 디자인을 해 줄 테니 생산과 제품 관리, 식약청 허가는 회사에서 해 주세요. 이것마저도 거부하면 앞으로 임플란트 시술을 안 할지라도 그쪽 회사와의 거래는 끊겠습니다."라고 했습니다.

결국 제가 주로 거래했던 ㈜덴티움이 이에 응해 줬습니다.

자세히 말씀드리자면 새로운 픽스쳐는 식약청 인가 기간이 2년 이상에 각종 동물실험, 임상, 조직검사 결과 등이 요구되어 모든 회사 측에서 비용 문제로 난색을 표했고, 제가 비용 부담을 할 바에야 차라리 회사를 차리는 게 낫겠고, 시간상으로 한시가 급한 처지라 결국 제가 오랫동안 써봐서 초기 고정을 높이는 노하우가 있는 덴티움 픽스쳐에 상부 기둥만 제가 디자인해서 2014년까지 회사가 식약청 인

가를 완료 후 생산, 품질 관리를 맡기로 하고 '주문자 위탁
생산(OEM) 공급 계약'을 했습니다.

3
식약청 허가 취득, 개발 완료

2014년 2월, 드디어 식약청 허가가 나왔습니다. 그럼 실제 모양을 한번 보실까요?

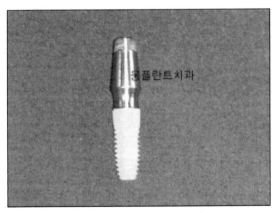

일체형 원바디 임플란트 최종 디자인

사실 그간의 과정에서 우여곡절이 많았습니다. 과연 이것이 나오게 될 것인지, 또 언제쯤 나올지 기약이 없기도 했고, 회사와의 협상 과정도 복잡했습니다. 일단 회사는 원래부터 개발 의지가 없었기 때문입니다. 회사와의 계약 조건은 당연히 미리 상당액의 거래 금액을 설정하고 들어가야 하는 조건이었습니다.

처음에는 제가 2년 동안 쓸 분량의 금액을 선지급하는 것을 회사 측에서 요구했습니다. 회사 입장에서는 당연한 일이기도 했지만, 제 입장에서는 만약 결과가 제 생각과 달리 나쁘다면 모조리 날리는 돈이 될 수도 있는 상황이었지요. 하지만 전 자신이 있었기 때문에 문제가 되지 않았습니다. 다만, 회사 측에서 일을 대충한다든지 성의 없이 자꾸 시간을 끌고 늦어질 수도 있고, 세부적인 계약 조건을 성실히 이행하지 않을 가능성도 있기 때문에 절충하여 미리 거래 금액을 채권 설정을 해 놓고 실제로 인가가 나온 다음 결제에 들어가는 식이었던 걸로 기억합니다.

지금 생각하면 보통의 경우 이런 일은 틀어지기도 쉽고, 또 ㈜덴티움이란 회사가 이런 식의 일을 안 하는 걸로 소문이 나 있는데 어떻게 성사가 되었는지 신기할 따름입니다.

중간 과정에서 역할을 잘해 준 담당 직원이 고마울 뿐입니다.

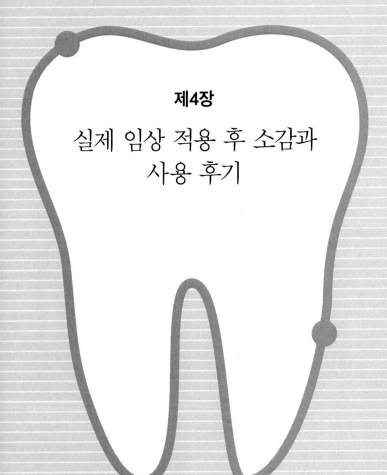

제4장

실제 임상 적용 후 소감과
사용 후기

1
사용 후기와 특허 취득

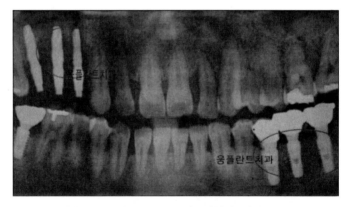

일체형 원바디 임플란트(좌측 상단)**와 분리형 임플란트**(우측 하단)

실제 임상 적용한 X-RAY 사진입니다.

사실 오른쪽의 분리형 임플란트도 나사만 풀리지 않는다

면 굉장히 잘된 케이스입니다.

굵은 지름과 충분한 길이의 픽스쳐를 심을 만큼 치조골 폭이 넓을 뿐만 아니라 수직으로 골 흡수도 거의 없어서 교합 하중을 견딜만 합니다. 이런 케이스는 예후도 좋아 초보자도 쉽게 시술할 만큼 간단합니다.

치관/치근 비율도 1미만(치관 길이 < 치근 길이)으로 적당하고 픽스쳐 간격도 적당하면서 상호 평행하며, 구치부 만곡도 적어 교합력도 치조골에 수직으로 작용합니다.

앞으로 전신적 신체질환, 예를 들어 각종 항암치료, 급성 당뇨 발병, 각종 대사장애, 내분비 장애질환 등의 신체 면역 저하를 가져올 일만 생기지 않고 적절한 구강위생관리만 한다면 픽스쳐의 문제는 오랫동안 없을 것입니다.

현재 사용 중인 일체형 원바디 임플란트는 '주문자 위탁 생산'으로 만들어졌기에 자연적으로 저희 치과에서만 시술하고 있습니다. 앞으로 저의 조그마한 작업으로 인해 일체형 원바디 임플란트 대세의 시기가 빨리 와서 환자분들 모두가 일체형 원바디 임플란트로 시술받는 때가 왔으면 좋겠습니다. 아울러 '심자마자 바로 이를 만들어 넣어 바로 씹을 수 있는 픽스쳐 개발을 저뿐만 아니라 누구라도 해야 하지 않나' 생각해 봅니다.

더군다나 2015년 10월 6일부로 일체형 원바디 임플란트 특허가 결정되었습니다.

이번 특허의 내용은 지금 쓰고 있는 일체형 픽스쳐의 부족한 부분을 보완한, 한 차원 업그레이드된 일체형 원바디 임플란트의 디자인에 관한 것입니다.

특허증
CERTIFICATE OF PATENT

특 허
Patent Number
제 10-1559823 호

출원번호
Application Number
제 10-2015-0034504 호

출원일
Filing Date
2015년 03월 12일

등록일
Registration Date
2015년 10월 06일

발명의 명칭 Title of the Invention
치아 임플란트 구조물

특허권자 Patentee
박기웅(640107-1******)

발명자 Inventor
박기웅(640107-1******)

위의 발명은 「특허법」에 따라 특허등록원부에 등록되었음을 증명합니다.
This is to certify that, in accordance with the Patent Act, a patent for the invention has been registered at the Korean Intellectual Property Office.

2015년 10월 06일

특허청장
COMMISSIONER,
KOREAN INTELLECTUAL PROPERTY OFFICE

최 동 규

2
만 2년간의 임상 결과

2014년 2월부터 만 2년 동안 일체형 원바디 임플란트의 모든 결과를 통계 내 보았습니다.(모든 케이스를 일체형 원바디 임플란트로 시술하는 치과는 국내에서 저희 치과뿐인 것으로 알고 있습니다.)

현재까지 93%의 고정 성공률을 유지하고 있습니다.

세계 3대 임플란트 회사의 유착 성공률이 90~95%임을 비교해 본다면 상당히 만족스럽습니다.

첨언하자면 위의 수치는 더군다나 분리형 임플란트의 수치입니다.

성공률이 높은 이유는 초기 고정을 강하게 넣기 때문이라고 생각합니다.(물론 그 노하우는 비밀입니다.)

덕분에 기존 분리형 임플란트와 큰 차이 없고 오히려 보철 장착 시점을 앞당기고 있습니다.

하악 같은 경우는 기존 3개월에서 1~2개월로 줄었고, 상악 같은 경우는 기존 6개월에서 3~4개월로 줄었습니다.

요즘 최종 보철 세팅을 마치고 구강 내 모습이나 X-RAY 사진을 보면 전 너무 행복합니다.

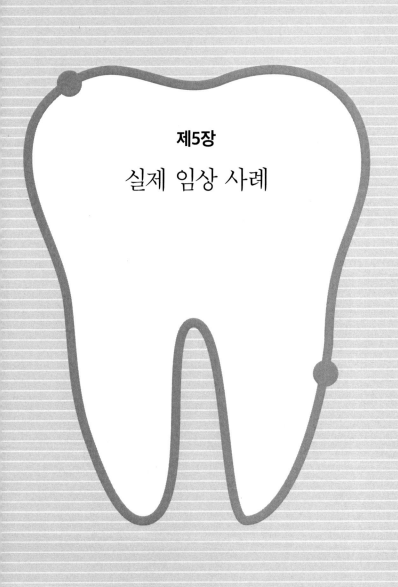

제5장

실제 임상 사례

58세 남성

2015년 9월 상악 좌측 제2대구치의 임플란트 수복을 위해 내원하셨습니다. 뼈이식수술 없이 상악동 내 소켓 추타법으로 진짜뼈를 만들기로 했습니다.

초진 X-RAY

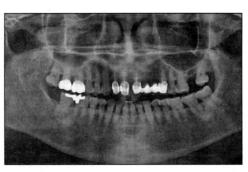

4mm 정도 상악동저까지 치조골이 남았으므로, 그냥 자기 뼈를 추타하되 볼륨 유지를 위해 콜라겐막을 집어넣기로

했고, 뼈이식은 일체 하지 않기로 했습니다.

오히려 Bi-Cortical Fixation(피질골 유착)을 방해하기 때문입니다.

식립 후 X-RAY

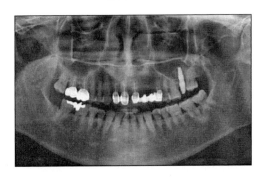

최종 X-RAY

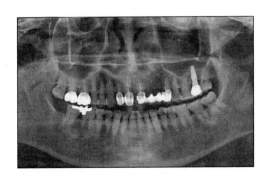

인공뼈를 안 넣는 경우는 진짜 뼈가 생기기까지 볼륨 유지가 어려워 꺼지는 경우가 많아 그 재생량이 많지 않은 게 아쉬운 법인데, 이 케이스는 상당히 많은 양의 진짜뼈가 생겨서 기분 좋은 경우입니다.

만약 뼈이식을 했다면, 사진상 하얗게 상악동 전체를 꽉 채우고 있겠죠. 이런 경우는 시간이 지나도 합성골이 자기 뼈로 치환이 안 되고, 그대로 자리만 차지하고 있어서, 제가 뼈이식을 안 하는 이유이기도 합니다.

이런 케이스는 보통 2가지 방향으로 가게 되어 있습니다.

① 자기 뼈 형성이 많이 되어 픽스쳐 길이 전체가 다 뼛속에 묻히는 경우

② 자기 뼈 형성이 조금만 되거나, 안 되어도 Bi-Cortical Fixation(피질골 유착)을 얻게 되는 경우

어느 쪽으로 되느냐는 환자의 회복력 내지 체질에 좌우되는 것 같습니다. 어느 쪽도 괜찮다고 봅니다.

76세 남성

상악 우측에 어금니 수복을 위해 내원하셨습니다.

하악의 임플란트는 저희 치과에서 이전에 하셨고, 이번에는 일체형 원바디 임플란트로 식립하기로 했습니다.

식립 전 X-RAY

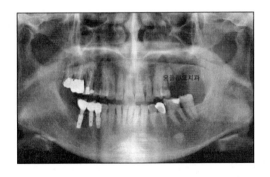

식립 후 X-RAY

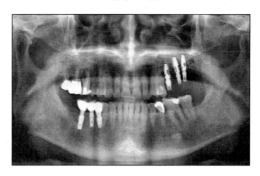

이분은 아래 임플란트는 하신 지 만 8년이 지났지만, 분리형 임플란트라도 나사 풀리는 일 없이 잘 유지해 오신 분입니다.

최종 X-RAY

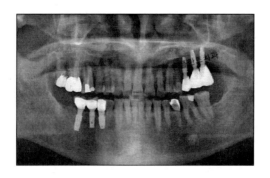

여기서 제가 중요시하는 점은, 임플란트 픽스쳐 길이와 보철물 길이의 비율을 볼 때 이번에 한 임플란트의 경우는 분리형 임플란트로 식립했다면 4~5년 안에 나사가 풀릴 가능성이 높다는 점입니다.

하악처럼 잇몸이 정상 상태로 있을 때는 문제가 없지만, 상악처럼 잇몸이 꺼져 있는 경우는 보철물이 길어지는데 반해, 이를 지탱할 임플란트의 길이는 짧고 굵기마저 작을 경우는 여지없이 나사가 풀리게 되어 있으니 일체형 원바디 임플란트 말고는 해결 방법이 없고, 아니면 분리형 임플란트를 추가로 심어서 보강을 해야 합니다. 제 경험에는 그래도 풀리더군요.

대개 일반치과에서는 뼈이식수술을 해서 굵고 긴 임플란트를 심으려고 할 겁니다.

과연 뼈가 맞느냐, 아니냐 하는 문제는 제쳐 두더라도 일단 비용과 치유 과정이 길어지는 문제가 발생합니다.

그러므로 만약 일체형 원바디 임플란트를 심지 않았으면 당연히 비용이 더 들었겠죠!

62세 남성

2015년 2월 사진입니다. 상악 우측에 일체형 원바디 임플란트를 식립하신 분으로 반대쪽 어금니 수복을 위해 내원하셨습니다.

식립 전 X-RAY

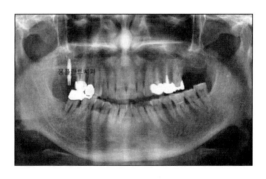

식립 후 X-RAY

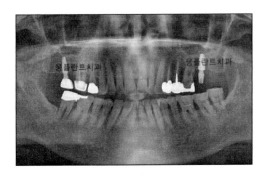

최종 X-RAY

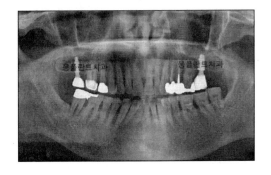

39세 남성

2014년 12월 처음 내원한 환자분입니다.

초진 X-RAY

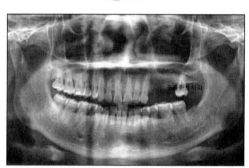

상악 좌측 소구치, 대구치 수복을 위해 일체형 원바디 임플란트를 심되, 경제적인 이유로 2개만 식립하여 3본 브릿지를 하기로 했습니다.

식립 후 X-RAY

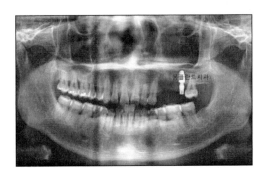

먼저 어금니 자리에 1개를 식립했고, 2015년 3월에 마저 식립했습니다.

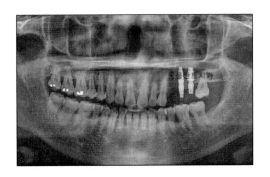

최종 X-RAY

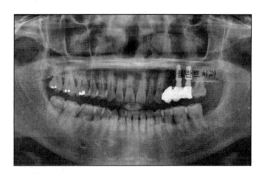

7월 사진입니다.

70세 남성

2015년 7월 상악 좌측 소구치, 대구치 수복을 위해 내원.

일체형 원바디 임플란트 3개 식립 후 4본 브릿지하기로 했습니다.

식립 전 X-RAY

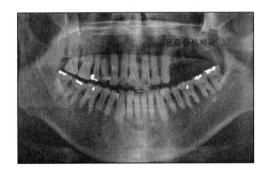

식립 후 X-RAY

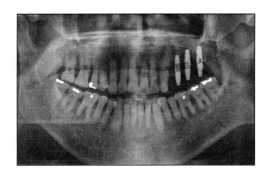

최종 X-RAY

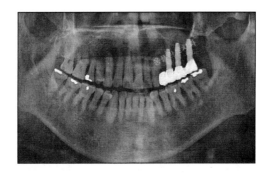

40세 남성

하악 우측 어금니가 뿌리만 남아 있는 상태였습니다.

나이가 젊어, 앞으로 오래 써야 하고 끝의 어금니 뿌리 형태를 보면 둘로 갈라져 힘을 쓰게 되어 있는데, 이런 경우 대개 교합력이 세게 나오는 경우가 많으므로 1+1으로 식립하기로 했습니다.

초진 X-RAY

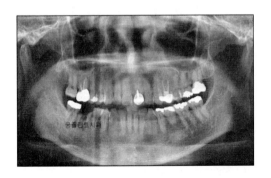

식립 후 X-RAY

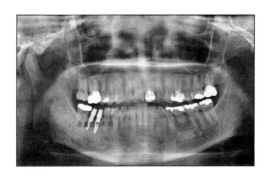

최종 X-RAY

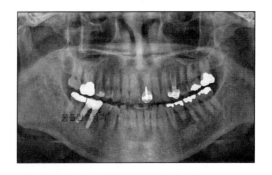

36세 여성

1+1 식립 후 추가 식립 케이스.

하악 좌측 브릿지에 문제가 있어 내원하셨습니다. 타 치과에서 신경치료 후 브릿지를 한 지 2년도 안 되서 앞쪽 소구치에 뿌리 끝 염증이 생겨 잇몸이 부어올랐고, 결국 뽑아야 한다는 말을 듣고 극도의 흥분과 분노에 찬 상태였습니다. 인터넷을 통해 일체형 원바디 임플란트에 대해 접한 상태에서 어차피 임플란트를 해야 한다고 하니 제대로 하기를 원해서 저희 치과로 오셨습니다.

상담 도중 눈물까지 흘리시길래 내심 안되기도 하고, 난감했는데 영구적으로 쓸 수 있는 임플란트 시술받기를 원해 찾아왔다고 하셔서서 자신 있게 다음 2가지 사항을 약속했습니다.

① 뿌리 역할을 하는 픽스쳐는 큰어금니는 1+1, 즉 2개를

심으면 가능함.

② 크라운 보철의 경우 10년 보장함.

결론적으로 반영구적이라고 말씀을 드렸고, 10년 안에 발생하는 모든 문제는 무상으로 봐주기로 약속했습니다.

초진 X-RAY

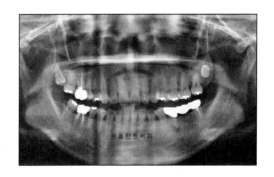

1+1 식립 후 X-RAY

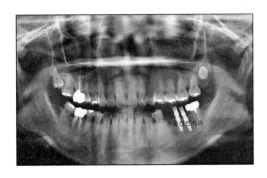

문제의 소구치는 뽑고, 대구치 자리에 일체형 원바디 임플란트 2개를 1+1으로 식립했습니다.

추가 식립 후 X-RAY

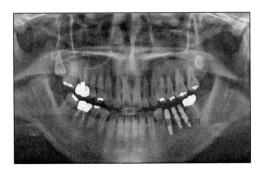

몇 달 후 아문 자리에 추가로 식립했습니다.

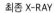

최종 X-RAY

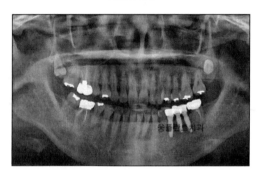

환자분들의 요구는 참 다양합니다.

이런 보장을 해 줄 수 있는 것은 일체형 원바디 임플란트기 때문에 가능합니다. 분리형 임플란트라면 절대로 있을 수 없는 일입니다.

63세 남성

하악 부분 틀니를 하고 계셨습니다. 앞니가 흔들려서 뽑고, 틀니 대신 전악 임플란트(Full mouth) 보철 수복을 하려합니다. 상악도 탈이 많이 나 있고, 오른쪽은 임시 틀니를 쓰고 계셨습니다.

초진 X-RAY

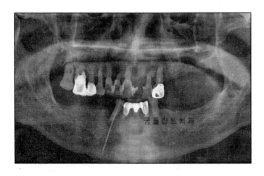

식립 후 X-RAY

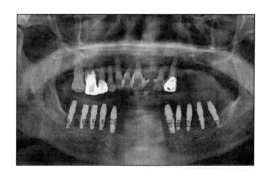

하악에 일체형 원바디 임플란트를 10개 동시에 식립 후
바로 임시 치아를 만들어 드렸습니다.

최종 X-RAY

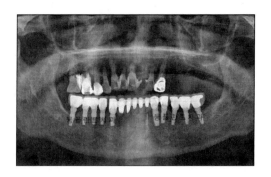

2달 반이 지나 최종 보철물 장착 후 찍은 X-RAY 사진입니다.

일단 씹어서 영양보충하시고, 상악도 전악 임플란트(Full mouth)로 들어가되 단계적으로 식립할 계획입니다. 그 이유는 이미 하악이 단단히 이가 들어가 있으므로 한꺼번에 다 심었다가 씹는 힘을 견디지 못해 임플란트가 뼈와 안 붙을 수 있기 때문입니다.

30세 여성

치아 교정을 하신 분입니다. 하악 좌측 어금니가 상실된 공간에 간격 유지 장치를 한 케이스입니다.

초진 X-RAY

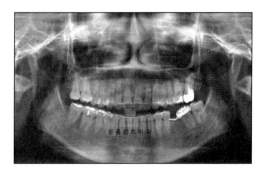

식립 후 X-RAY

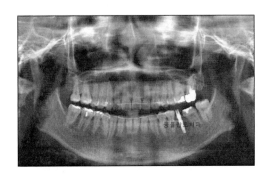

최종 X-RAY

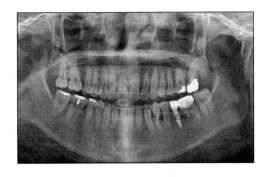

68세 남성

2015년 3월 처음 내원한 환자분입니다.

초진 X-RAY

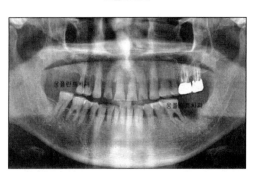

　상악 우측 어금니의 수복을 위해 일체형 원바디 임플란트 2개를 식립한 후의 사진입니다. 뼈이식수술 당연히 없었습니다.

식립 후 X-RAY

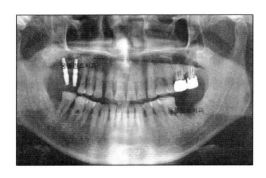

4개월이 경과된 7월에 보철 세팅하였고, 하악 좌측 제2 대구치자리에 또 식립하였습니다.

최종 X-RAY

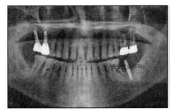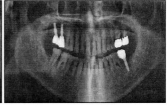

64세 남성

2014년 12원에 내원하신 환자분입니다.

초진 X-RAY

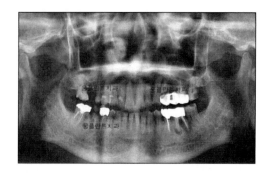

식립 후 X-RAY

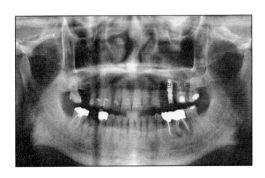

상악 좌측 브릿지가 탈이 난 상태라 뜯어내고, 제1소구치 발거하고 일체형 원바디 임플란트 1개를 우선 식립한 사진.

반대쪽 식립 후 X-RAY

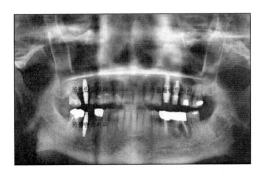

한달 후 2015년 1월에 반대쪽에도 식립.

최종 X-RAY

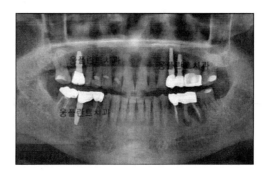

4월에 보철했고, 6월 리콜 때 찍은 사진입니다.

48세 남성

2014년 12월 처음 내원하신 환자분입니다.

초진 X-RAY

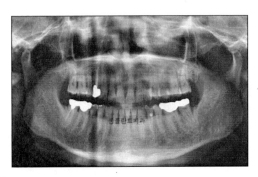

상악 좌측 큰 어금니 2개가 만성 풍치로 흔들리고 자주 부어서 상악동도 길게 내려와 있으므로 조기에 발치하고 임플란트로 가기로 치료 계획 수립 후 발치했습니다.

발치 후 X-RAY

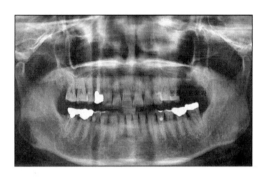

발치 후 3개월이 경과된 사진입니다.

식립 후 X-RAY

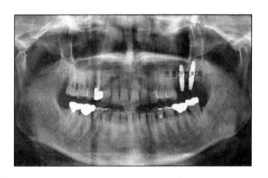

일체형 원바디 임플란트 2개 식립한 사진입니다.

최종 X-RAY

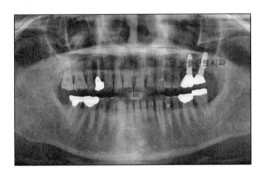

4개월 후인 6월에 보철물 세팅하고 찍은 사진입니다.

54세 남성

2011년 12월에 처음 내원하신 환자분입니다.

이 케이스는 과거에 식립했던 분리형 임플란트와 최근에
식 시술한 일체형 원바디 임플란트가 병존해 있는 케이스
입니다.

초진 X-RAY

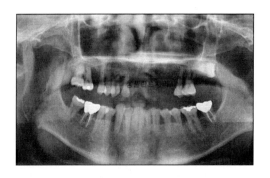

상악전치부에 분리형 임플란트 식립했습니다. 이때는 아직 일체형 원바디 임플란트가 개발되지 않은 시점입니다.

분리형 임플란트 식립 후 X-RAY

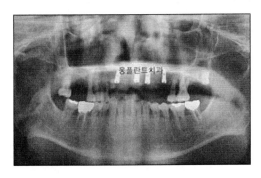

6개월 후 보철했고, 그로부터 만 2년 경과된 2014년 8월 사진입니다.

분리형 임플란트 최종 X-RAY

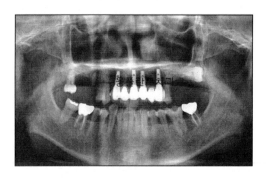

드디어 위의 나머지 부분에도 임플란트를 심기로 했습니다. 상악 양쪽 어금니 부위에 매복된 사랑니와 흔들리는 제2대구치를 뽑고 임플란트를 식립하기로 하고 일체형 원바디 임플란트로 자신 있게 심었습니다. 그해 2월에 식약청허가가 났거든요.

일체형 원바디 임플란트 식립 후 X-RAY

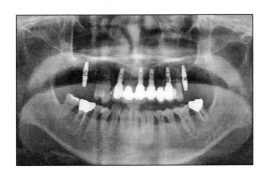

추가 식립 후 X-RAY

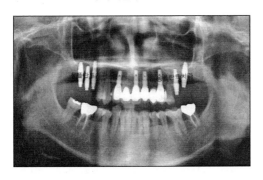

연속된 그 한 달 후 X-RAY 사진입니다.

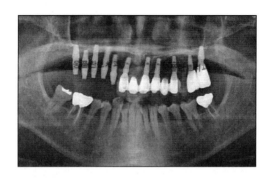

계속 뽑는 곳이 아물면 추가로 심어 나갑니다.

최종 X-RAY

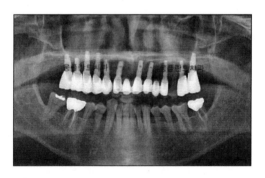

다음이 6월 최종 세팅 후 바로 찍은 사진입니다.

66세 여성

2011년 4월 30일에 처음 내원하신 환자분입니다.

분리형 임플란트의 문제점을 여실히 보여 주는 케이스입니다.

초진 X-RAY

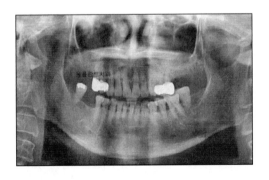

상악 어금니에 부분 틀니를 해봤자 5년쯤 되면 나머지 이

들도 힘을 받아서 뽑게 되므로 임플란트로 해야 하는데 상
악동 때문에 잔존뼈 길이가 4㎜ 정도밖에 안 되었습니다.
하지만 뼈이식 수술없이 소켓으로 추타해서 만들 생각이었
습니다. 이 정도는 제가 치료한 케이스 중에서 양호한 편에
속합니다.

하악은 좌측소구치가 동요도가 심해 뽑고, 임플란트로
할 계획을 잡았습니다.

이 시기는 아직 일체형 원바디 임플란트가 개발되기 전이
라 분리형 임플란트를 심었습니다.

분리형 임플란트 식립 후 X-RAY

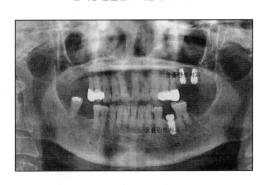

2013년 8월 사진. 임플란트 사용하신 지 만 2년 4개월 정도 경과된 상태입니다. 환자분 사정 때문에 못한 오른쪽에도 임플란트를 마저 심기로 다음 약속을 잡았습니다.

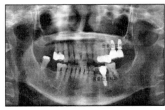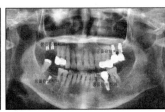

역시 분리형 임플란트를 식립했습니다. 그런데 이 시점에 하악 소구치 임플란트가 나사가 풀리기 시작하더니 급기야 임플란트가 부러졌습니다. 어렵게 제거했습니다.

일체형 원바디 임플란트 식립 후 X-RAY

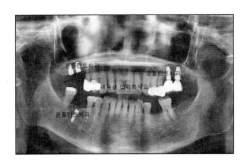

2014년 1월에 다시 사진을 찍어 보니, 아물었으므로 마침 일체형 원바디 임플란트가 생산되는 시점이라 분리형 임플란트에서 일체형 원바디 임플란트로 갈아탔습니다.

과거에 이런 경우가 생겼으면 저에게는 참으로 난감한 일이었을 것입니다. 다시 분리형을 심어 보았자 시간의 문제일 뿐, 같은 일이 반복된다고 보기 때문입니다.(실제로 환자분들께서 그렇게 물어보십니다) 정말 괴로운 일이죠. 제 스타일상 이런 어정쩡한 경우는 참지 못하고 스트레스를 엄청 받았을 것입니다. 그러나 이제는 일체형 원바디 임플란트가 있으므로 문제가 해결되는 것입니다.

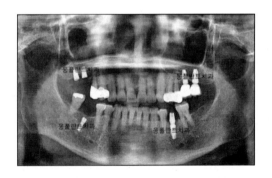

최종 X-RAY

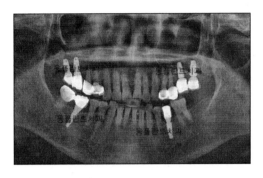

2015년 6월 현재 최종 리콜 사진입니다.

이 분은 6개의 임플란트 중에 5개가 분리형 임플란트고, 나머지 한 개만 일체형 원바디 임플란트입니다. 중요한 점은 3년을 채 버티지 못하고 나사가 풀려 파절까지 되신 분이니, 나머지 5개의 임플란트가 괜찮을 수도 있지만, 가능성은 항상 열려 있다는 것입니다.

만약 위의 다섯 개의 분리형 임플란트에 같은 문제가 생긴다면 저는 일체형 원바디 임플란트를 심으면 됩니다. 따라서 같은 일이 반복되지 않는다는 이론적 근거를 가지고 환자분께 차분하고 분명하고 자신 있게 설명을 드리고 이

해와 동의를 구합니다.

기존 분리형 임플란트를 사용하는 경우는 어떨까요?

2가지 방법밖에 없습니다.(비용 문제를 고려하지 않을 경우)

① 작은 지름의 분리형 임플란트를 추가로 식립하는 방법.

제가 봤을 때 가장 나은 방법이지만, 소구치같은 경우 2개를 심을 공간이 없습니다.

② 지름 6mm 이상의 분리형 임플란트를 식립하는 방법.

시술하기 어려운 치조골 분리확장술을 하던지 GBR을 대량으로 하시되, 차폐막을 꼭 쓰시고 고정용 택도 필수로 해야 합니다.

49세 남성

2014년 9월 17일 처음 내원하신 환자분입니다.

초진 X-RAY

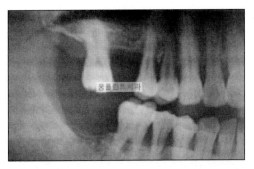

상악 1대구치에 원바디 임플란트 4.3㎜×8㎜ 식립.

잔존골 4~5㎜를 기구로 자가골 추타해서 밀어 넣고 식립.

식립 후 X-RAY

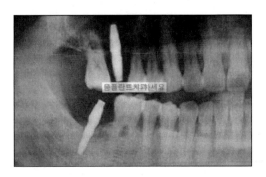

최종 X-RAY

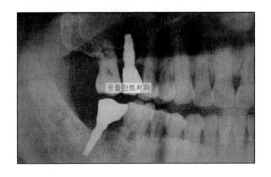

　　2014년 12월 22일로, 식립한 지 3달밖에 안 되었는데(원래

는 6달 이상 소요) 환자분이 원하시고, 느낌상 골유착이 잘된

것으로 판단했습니다. Bi-Cortical Fixation(피질골 유착)은 인 공뼈를 안 넣을 때 만들어진다고 생각합니다.

73세 여성

2014년 6월 17일 처음 내원하신 환자분입니다.

초진 X-RAY

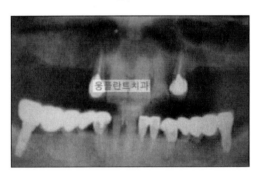

　　상악 좌우 어금니부터 송곳니까지 많이 심어야 하지만,
나이를 생각하고, 아랫니가 약한 만큼 부담을 주지 않게
좌우 모두 일체형 원바디 임플란트를 3개씩 듬성듬성 심

고, 넓게 보철하기로 했습니다.

식립 후 X-RAY

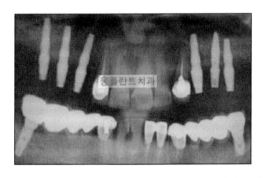

지름 3.8㎜×10㎜, 3.4㎜×10㎜, 3.4㎜×8㎜ 심었습니다.

최종 X-RAY

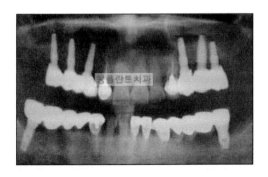

왼쪽 소구치, 대구치 부위에 약간의 뼈가 생긴 것으로 보입니다. 이것은 진짜 뼈로 볼 수 있습니다.

뼈가 생기고, Bi-Cortical Fixation(피질골 유착)도 얻었으니 이는 인공뼈를 안 넣었기 때문입니다.

56세 남성

2014년 6월 처음 내원하신 환자분입니다.

초진 X-RAY

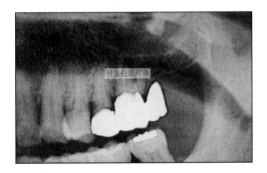

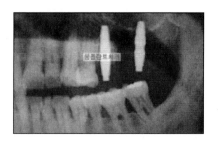

상악 좌측 제2소구치, 제1대구치 발거하고, 일체형 원바디 임플란트 4.3㎜×10㎜, 4.3㎜×8㎜ 식립한 사진.

최종 X-RAY

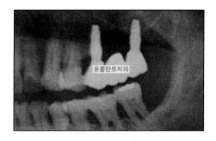

4개월 후 2014년 10월에 보철물 세팅하고, 한 달 뒤인 2014년 11월에 찍은 사진입니다.

62세 남성

2014년 6월 12일 처음 내원하신 환자분입니다.

초진 X-RAY

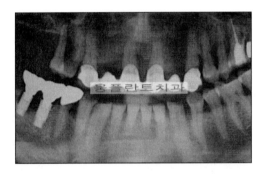

발치 후 X-RAY

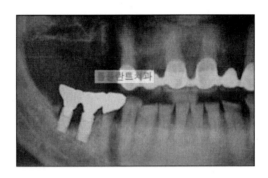

식립 후 X-RAY

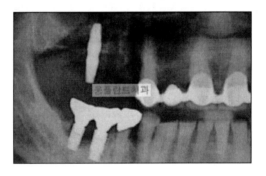

제1대구치 자리에 일체형 원바디 임플란트 4.3㎜×8㎜ 식립했습니다.

추가 식립 후 X-RAY

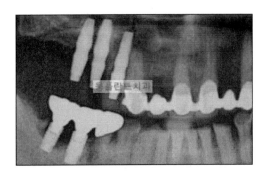

추가로 소구치 부위에 일체형 원바디 임플란트 4.3㎜×10
㎜, 3.8㎜×10㎜ 식립 직후 사진입니다.

최종 X-RAY

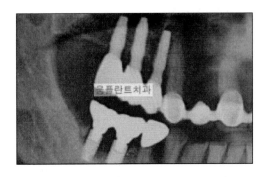

2014년 11월 13일 최종 보철 세팅 직후 사진입니다.

5개월이 채 안 되었군요. 아래 하악의 임플란트는 저희 치과에서 한 건 아니라서 정확한 히스토리는 모르겠지만, 적어도 4.8㎜ 이상의 굵은 지름의 분리형 임플란트를 심은 것 같은데 현재 저 지경이 되어 있습니다.

얼마나 사용하셨는지 다음 검진 때 히스토리 테킹하여 타산지석으로 삼으려고 합니다.

52세 남성

보람 있고 재미있는 케이스입니다.

10년 전에 치료했던 환자분인데 연락이 끊겼다가 임플란트하러 2014년 12월에 내원하신 분입니다. 이 분을 보면 무소식이 희소식이란 말이 딱 맞는 경우입니다.

사진을 찍어 보고 너무 기분이 좋았습니다. 10년 전 사진부터 보겠습니다.

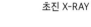

초진 X-RAY

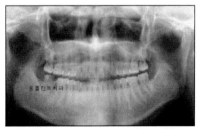

하악 우측 끝에 어금니가 썩어서 뿌리에 염증이 크게 있어서 뽑아야 할 상황이었는데, 뿌리 하나는 성해서 치아 반만 살리기로 했습니다. 전문용어로 'Hemi-Scction'이라고 합니다.

편측절단술(Hemi-Section) X-RAY

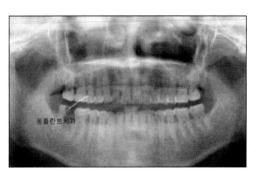

어금니 하나를 뽑지 않고 한쪽 뿌리만 뽑고 나머지 한쪽 뿌리는 살려서 앞니와 걸어서 브릿지를 했다는 얘기입니다.

이런 경우는 사실 의사의 성의, 도전 의식, 케이스에 대한 욕심이죠. 장시간의 예후를 두고 평가할 일입니다.

그 후 리콜 체크에 잘 응하지 않으시고, 연락 두절되었는데 10년이 넘어 다시 오셨습니다.

최종 X-RAY

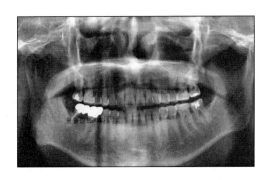

　그 상태 그대로 유지가 잘 되고 있었던 겁니다. 어찌나 기쁘던지!

　반대쪽 어금니를 다른 치과에서 신경치료를 하신 후 파절되어 씹기가 곤란해서 오신 겁니다. 이 경우는 전과 다르게 못 살립니다. 그래서 뽑고 임플란트했습니다.

하악좌측 발치 후 X-RAY

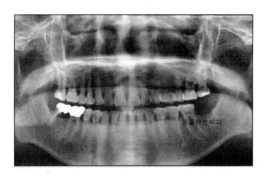

식립 후 X-RAY

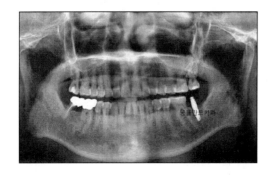

최종 X-RAY

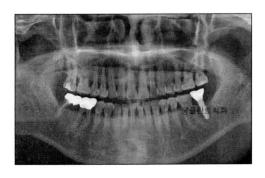

2달 만에 보철까지 완성했습니다.

돌이켜 보면 그때도 임플란트 시술을 할 때인데 살릴 만하니까 군이 뽑고 임플란트를 하지 않았습니다.

다만 앞의 생니를 깎는 부담감이 있어서 오래 쓰지 못하면 차라리 뽑고 임플란트를 하는 것보다 못하니 신경이 쓰였는데 결과가 너무 좋으니 판단이 좋았다는 얘기입니다.

너무 기분 좋고, 보람을 느꼈습니다.

59세 여성

2015년 2월 25일 처음 내원하신 환자분입니다.

지방에 사시는데 지인의 소개로 일체형 원바디 임플란트를 식립하러 오셨습니다. 현재 틀니를 사용하시고, 상악은 앞니 부분을 빼고는 뼈가 거의 없다시피 하고 하악은 골 흡수가 전반적으로 있어서 8㎜ 이상은 길이가 나오지 않고, 골 폭도 얇아서 3.4㎜도 겨우 심을 수 있는 상황입니다.

그래서 집 근처 치과에 가보면 다들 뼈이식 수술을 해야 한다고 해서 추가 비용도 그렇고, 무섭기도 해서 엄두를 못 내고 있었다고 합니다.

이런 경우 제가 상담할 때 뼈수술 안 하고 할 수 있다고 말씀드리면, 환자분들의 눈빛이 갑자기 풀리면서 안심 내지 행복해하는 듯한 느낌을 종종 받곤 합니다.

시골에서 농사를 짓는 환자분이라 농번기라 바빠, 당일

심고 가시되, 체크도 못하고 본뜨러 한 번만 오실 수 있다고 하셨습니다.

서울에 사신다면 여러 가지 기회가 있는데 전악 임플란트 (Full mouth)를 단 한 번에 성공시켜야 하고, 또 심자마자 씹으셔야 한다니까 제 입장에서는 매우 곤란한 경우입니다.

결론은 일단 하악 먼저 완성한 다음 하기로 했고 일체형 원바디 임플란트 10개를 한 번에 다 심고, 당일 바로 임시 치아를 해드려서 씹을 수 있도록 했습니다. 이 모두가 다 일체형 원바디 임플란트니까 가능한 일입니다.

시술 전 X-RAY

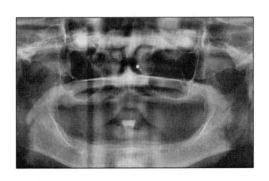

시술 후 X-RAY

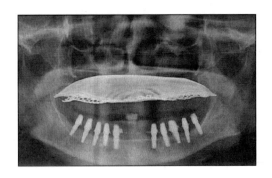

다른 병원에서는 뼈이식 수술을 해야 한다고 해서 싫었는데 뼈이식 수술도 안 하고, 심고 바로 약하게나마 이가 들어가니 환자분께서 대만족하셔서 관리도 굉장히 열심히 하셨다고 합니다.

그래서 비 오는 날, 시골에 일이 없을 때 KTX 타고 상경하셔서 체크받으셨는데 다 잘 붙어 있었습니다. 시간을 아끼기 위해서 본을 떴습니다. 정식 보철물을 미리 제작해 놓았다가 3달 이후에 언제라도 다시 오시기로 했습니다.

드디어 환자분께서 시간을 내셔서 올라 오셨습니다.

상악도 임플란트로 해결하고 싶다고 하시는데 초진 사진

에서 보듯이 어금니 부위는 상악동이 내려와 있어서 뼈가 아예 없습니다.

이 경우는 부득이 인공뼈를 넣을 수 밖에 없는데요. 제가 유일하게 뼈이식을 하는 경우입니다. 6개월 이상 푹 익혔다가 일체형 원바디 임플란트 10개를 동시 식립 후 임시 치아까지 끼워 드릴 계획입니다.

최종 X-RAY

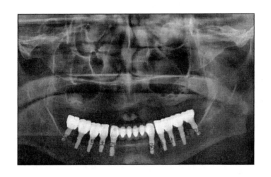

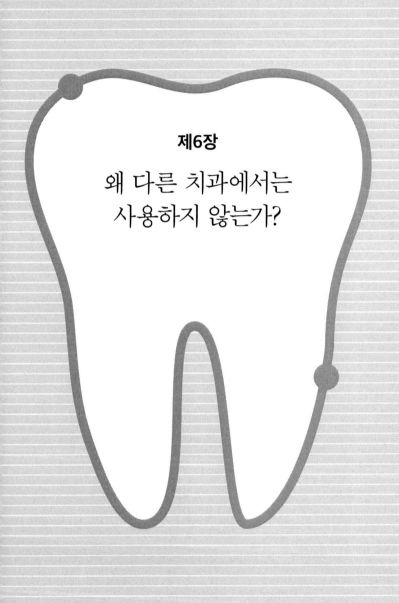

제6장

왜 다른 치과에서는
사용하지 않는가?

1
각인 효과

태어나자마자 처음으로 보게 된 개체를 어미인 줄 알고 졸졸 따라다니는 동물의 세계를 TV에서 많이들 보셨을 겁니다. 임플란트는 당연히 픽스쳐와 기둥이 따로 떨어져 있고 뼛속에 픽스쳐는 고이 심어서 묻어 두는 걸로 치과의사들에게는 처음부터 각인되어 있습니다.

일종의 고정관념인데요. 쉽게 극복되는 문제가 아닌 것 같습니다.

아주 옛날 임플란트 개발 초창기에 지금과 전혀 다른 모습의 나사 없는 임플란트가 잠깐 사용되었던 적이 있습니다.

점막하 임플란트나 블레이드 타입 임플란트라고 하는데요, 심어 놓으면 잇몸 위로 조그마한 연결 기둥이 나와 있어서 일체형과 모습이 비슷합니다.

당연히 다른 이유로 실패했고, 여러 개선 과정을 거쳐 지금의 나사가 있는 원주형 골내 식립형으로 정착이 되었지요. 그러나 이 과정에서 실패의 경험이 일체형에 대한 인식을 단지 모양이 비슷하다는 이유로 나쁘게 하는 것 같습니다.

또 비교적 최근의 사례로 10년 전쯤 당시 세계 1위의 회사 노벨 바이오케어에서 어금니용 일체형 원바디 임플란트를 시중에 내놓은 적이 있었습니다. 상품명이 '노벨다이렉트'였는데요, 실패로 끝났습니다. 3년쯤 경과되어 치조골 흡수가 발생했기 때문입니다.

지금에서 사후 원인 분석을 하면 디자인 문제라고 결론 짓고 있습니다.

아마 이 사례가 결정적으로 일체형에 대한 부정적인 시각을 치과의사들에게 심어주지 않았나 하고 생각합니다.

물론 우리나라에서는 이걸 심어 본 사람도 거의 없는 걸로 압니다. 비록 실패했지만, 노벨이 이 제품을 보여줌으로써 일체형 원바디 임플란트를 개발하려는 움직임이 생겼습니다.

세계 1위 기업이 하니까 뭐가 있나 하고 따라 하는 거죠.

그러나 노벨이 이것을 한 이유는 따로 있습니다. 정말 수요가 공급을 창출하는 게 맞습니다.

노벨의 브레네막 익스터널 타입은 앞에서도 말씀드렸다시피 정말 나사가 잘 풀리는 단점이 있습니다. 인터널 타입은 다른 회사에 선점을 당했고, 결국 일체형을 개발할 수밖에 없었던 것 같습니다. 자기네가 정말로 절실하게 필요하니까 했던 겁니다.

2016년 현재 노벨은 1등 자리를 내주고 말았습니다.

2

없어서 못 쓴다 VS 나빠서 안 쓴다

'없어서 못 쓴다'와 '나빠서 안 쓴다'는 결론적으로 말씀을 드리면 무승부입니다.

즉, 둘 다 맞는 말이며 그 원인이고 결과도 되는 셈입니다.

앞에서 말씀드렸던 것처럼 치과의사들이 임플란트를 처음 공부할 때부터 어금니용 일체형 원바디 임플란트는 만나 보지를 못합니다.

처음 시작 단계부터 없는 것이죠.

그러다가 시술 경력이 쌓이면 나사가 풀리는 것부터 시작해서 기존의 분리형 임플란트의 단점을 깨닫기 시작합니다. 그러나 대개 별 방법이 없으니 그러려니 합니다. 없으니까 쓸 생각 자체도 못하고, 생각이 있어도 없어서 못 쓰는 겁니다.

앞니용 일체형 원바디 임플란트는 나와 있으니까 써 보지만 그마저도 결과가 신통치 않습니다.

그러니 어금니에는 없기도 하지만, 이예 인 되는 것이 아닌가 하는 선입견을 가지게 됩니다.

아니면 저 같은 생각을 한 의사들도 찾아서 써보면 실망하게 되고, 그렇게 포기하기도 하겠지요.

실제로 일체형에 대해서 나쁘게 말하는 의사들 중에 실제로 써 본 경우가 얼마나 있을까요? 아마 써보지도 않고 자기 생각으로 말하고 있을 것입니다.

말하기 부끄러운 에피소드를 하나 소개해 드리겠습니다.

10여 년 전의 일입니다.

젊은 여성 환자분께서 '일체형 원바디 임플란트'를 심어 달라고 요구하셨습니다. 솔직히 말씀드리면 전 한 번도 일체형 원바디 임플란트를 본 적도 없고, 들어본 적도 없는 상태였습니다. 당시 다른 원장님들도 마찬가지였을 겁니다. 환자분 말씀을 조금 더 들어 보니 어떤 것인지는 알겠으나, 현재도 판매되지 않는데, 그 당시에는 아예 존재하지도 않았던 터라 난감한 상태였습니다. 그분은 인터넷을 통해 알게 된 일체형 원바디 임플란트가 좋다고 판단하는 것 같았습니다. 그런데 솔직하게 잘 모르겠다고 하지 않고, 부끄럽게도 제 대답은 다음과 같았던 것으로 기억합니다.

"분리형도 붙이면 일체형과 같은 모양이니 꼭 고집하실 필요가 없습니다."

"잘 사용하지 않는 건 이유가 있듯이, 단점이 있으니까 다른 원장님들도 사용하지 않는 게 아니겠습니까?"

"많이들 사용하는 것으로 하는 것이 좋지 않겠습니까?"

이런 상황은 10여 년이 지난 오늘도 여전합니다. 임플란트를 적어도 5,000개 이상 자기 손으로 심어 보고 그 결과도 10년 이상을 지켜 보지 않은 치과의사는 일체형 원바디 임플란트에 대해서 필연적으로 이렇게 말할 수밖에 없을 것입니다.

3
수가의 문제

　치과를 하나의 기업으로 봤을 때 의사 입장에서는 수가/원가의 비가 소비자들이 흔히 말하는 가성비(가격대비성능)가 되는 겁니다. 수가가 높으면 원가 절감의 필요성을 그렇게 느끼지 않습니다. 우리나라의 경우 세계에서 임플란트 시술 비용이 가장 싼 나라이긴 하지만, 그래도 고가의 수가를 받는 치과들도 아직 많고 그러다 보니 이런 치과에서는 양극화가 심화되어 실제 시술 건수가 많지 않은 것이 현실입니다. 치과 입장에서 원가를 낮출 방법은 마땅한 게 없고, 어렵고, 한계가 있는 것입니다. 수가를 유지하는 게 차라리 낫죠. 수가를 낮춰도 그만큼 시술 건수가 늘어나는 것도 아니고, 설사 늘어나더라도 상쇄되기 때문입니다. 일체형 원바디 임플란트는 기본적으로 뼈이식 수술이 필요 없습니다. 그러나 분리형 임플란트는 뼈이식 수술이 거의 모든 케이스에 필요합니다.

뼈이식 비용을 받는 게 나으니까 설사 일체형을 알게 되더라도 굳이 하고 싶지 않을 수도 있습니다. 이 점은 인공뼈 재료를 만들어 파는 임플란트 회사에서는 더욱 그럴 겁니다.

요즘은 시장이 하도 포화 상태라서 인공뼈 영업 이익이 전체 영업 이익에서 차지하는 비율이 상당합니다. 즉, 배보다 배꼽이 더 큰 형국입니다.

4
치과계와 산업 내부의 문제

　대형화된 사무장 치과병원, 외부 마케팅을 일찍 시작해서 이미 거대 자본과 네트워크를 확보한 네트워크 치과병원만 선택적으로 수가 인하를 할 수 있지, 보통의 치과들은 그저 마지못해 따라가면서 현상 유지에 급급한 게 현실입니다.

　차라리 기업형 치과와는 다르게 퀄리티 유지를 내세워 차별화하는 편이 오히려 나을지도 모르겠습니다. 비싸도 난 잘하니까 할 사람은 하고, 말 사람은 마라 하는 식으로요.

　실제로 보면 정말로 장인정신을 갖고 수술을 열심히 잘하는 원장님이 제법 많습니다.

　그분들께서 정말로 인공뼈 이식효과에 대한 의구심이 없

다고 한다면, 비싼 재료를 원칙대로 다 사용하고 고가로 제대로 받아야 하고, 또한 치조골 분리확장술을 장시간의 수술시간을 들여 제대로 하신다면 제대로 대가를 받으셔야 합니다.

이런 분들은 뼈이식 수술, 뼈확장 수술이 필요 없는 일체형 원바디 임플란트를 굳이 쓸 필요가 없다고 생각하시겠죠. 간단해서 수술하는 맛도 없고, 제대로 고가로 받고 자기의 프라이드, 진료관을 가지고 가시는 겁니다.

인정합니다.

그러나 이런 병원에는 시술 건수가 별로 없습니다. 소수의 부유층만 상대할 수밖에 없죠. 물론 수가에 대한 환자들의 핀잔과 잔소리 내지 불만은 갈수록 자주 들으시게 될 겁니다.

그러다 수가를 낮춰 시술 건수가 많아지면 과연 종전의 퀄리티를 유지할 수 있을까요?

연세가 더 드셔도 계속 그렇게 하실 수 있을까요?

하지만 이분들도 여러 가지 이유로 최종적으로는 일체형을 시술할 수밖에 없게 되리라고 생각합니다.

이번에는 치과 임플란트 산업계에 대해 살펴보겠습니다.

우리나라 임플란트 회사의 홈페이지를 들어가 보면 회원 가입을 하고 로그인을 해야 들어가 볼 수가 있습니다. 제품에 대하는 가격 표시는 아예 해놓지도 않았고요. 세계 1위의 임플란트 기업 스트라우만의 미국 법인 홈페이지(www.straumann.us)에선 로그인 없이 볼 수 있습니다. 제품 카탈로그도 PDP 파일로 누구나 볼 수가 있습니다.

미국이란 나라, 확실합니다.

일반인들도 볼 수 있게 가격까지 표기되어 있습니다. 즉, 임플란트의 원가를 공개하는 겁니다.

저기 보면 하나의 임플란트 보철이 완성되기까지 수많은 부품, 나사, 기구들의 가격이 나열되어 있습니다. 조그마한 나사 하나도 몇 만원씩이나 합니다. 마치 환자에게 시위하는 것 같습니다.

'이렇게 비싸니 하나당 5천불씩 해도 군말 없이 지불해라'라는 의미인가요?

스트라우만의 기준으로 임플란트 하나를 시술하는 과정에 발생하는 매출을 한 번 살펴보겠습니다.

픽스쳐 435불+인공뼈 재료 232불+힐링어버트 50불=717불

여기까지가 식립 수술까지 발생하는 매출입니다.

여기서도 식립 시 필요한 드릴(Drill)을 포함한 수술 키트의 매출은 제외한 금액입니다.(일회성 비용은 아니기 때문에)

유착 후 보철 과정에서 어버트 200불입니다.(보철 키트 2,000불은 제외했고, 보철 어버트는 가장 간단한 세멘집착식으로 계산한 것입니다.)

즉, 임플란트 1개를 하는데 발생한 1회성 매출만 917불입니다.

여기서 스트라우만이 일체형만 생산한다면 픽스쳐 435불만 매출이 발생합니다.

(917-435)÷917×100=약 53%

즉, 가만히 앉아서 절반의 매출감소를 겪게 됩니다.

임플란트 회사가 일체형 원바디 임플란트를 달가워할까요?

하지만 치과의사나 환자들이 일체형을 찾는다면 만들 수밖에 없을 겁니다.

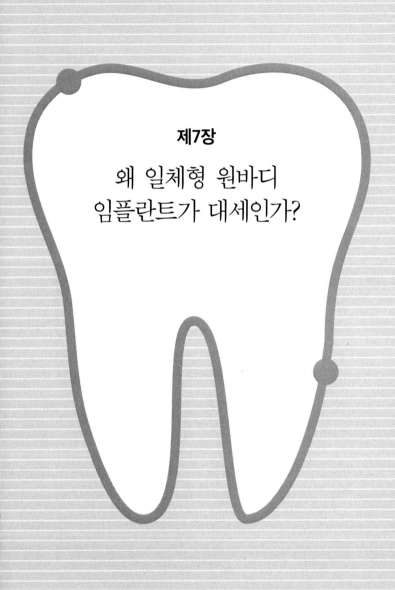

제7장

왜 일체형 원바디
임플란트가 대세인가?

1
국내 의료 산업에서의
일체형 원바디 임플란트의 미래

우리나라에서는 외국산 메이저 임플란트 회사가 맥을 못 춥니다. 제품이 나빠서일까요?

당연히 아니죠. 비싸서입니다.

그 말은 수가가 너무 낮기 때문에 비싼 외산을 쓸 수가 없다는 것입니다.

외국은 아직도 임플란트 1대당 4,000불 이상 합니다. 우리나라는 1,000불도 안 되죠. 심지어 60만 원대의 수가를 내세우는 치과도 있습니다. 이렇게 수가가 내려간 이유는 기업형 치과의 저가 마케팅 때문입니다.

소위 말하는 박리다매형 구조인데 싸면 무조건 찾아가는 한국인의 특유한 근성도 관계가 있습니다. 자연적으로 일반 치과도 따라서 수가가 내려갔습니다. 그 속도가 1년에 10만 원씩이었는데요, 2005년 150~180만 원대에 시작해서 지금은 60~80만 원대입니다.

환자들은 이제는 크라운만 하지, 브릿지는 하지 않습니다. 빠진 이는 당연히 임플란트로 수복하는 시대이고, 보험 적용도 65세부터는 가능합니다. 게다가 고령화 시대로 접어들어 요즘은 80대 초반까지는 다 임플란트를 하려고 하십니다.

아무리 이가 좋으신 분도 60대 이상에서는 치아를 뽑아야 하는 상황이 옵니다.

60년 이상은 견딜 수 없는 것 같고, 임플란트 말고는 다른 대안이 없다고 봅니다.

즉, 고령화 시대로 접어들었기 때문에 대한민국 임플란트 산업의 미래가 밝은 점도 있습니다.

하지만 중요한 건 더 이상 수가가 내려갈 일은 없다는 것입니다. 그리고 기존의 치과의사들도 차츰차츰 최저가 수가로 수렴되는 추세입니다. 분리형 임플란트는 일체형에 비해서 수많은 A/S 문제가 발생하고 반드시 비용이 발생합니다. 이런 저수가에서 A/S 비용을 감당할 수가 있을까요?

저의 시술 경험으로 볼 때 70~80만 원대의 수가를 내세우는 치과에서는 뼈이식 수술을 하지 않고, 골 폭을 무시하고 무작정 지름 4.5㎜ 이상, 굵은 임플란트를 심고 있을 겁니다. 단가를 낮추기 위해서 픽스쳐도 가급적이면 무허가 제품을 사용하거나 기둥 역시 값싼 무허가 제품을 사용하는 일이 비일비재할 것으로 짐작합니다.

자연적으로 시간이 걸리거나 손이 많이 가는 불편하거나 어려운 시술 방식은 배제할 것입니다.

그리하여 골 폭을 무시하고 식립한 임플란트는 자꾸 임플란트 주위염이 생기기 쉽고, 이는 곧 쉽게 치조골 흡수로 이어져 10년 이상을 넘기기 힘든 것이 사실입니다. 나사가 풀리는 것은 당연하고요.

이들도 이런 점을 잘 알고 있기에 마케팅을 일으켜 왕창 심고는 5년 내에 도둑 폐업을 하고 다른 지역으로 이전하여 환자들이 A/S를 받지 못하는 일도 많이 생기리라 봅니다.

이러다가 국민들 사이에 임플란트 시술 자체에 대한 부정적 인식이 팽배하게 된다면 아마 10년도 못 가 임플란트 시장 자체가 위축되거나 사회적으로 많은 규제와 감시 제도 (의료분쟁조정원)가 도입되거나 강화되어 치과의사들이 많은 어려움을 겪게 될 것입니다. 저는 그 대안으로 일체형 원바디 임플란트가 떠오를 것으로 보고 있습니다.

2005년부터 현재까지 임플란트가 대중적으로 많이 시술되고 있다. 이 점은 많은 치과의사들의 시술 건수가 점점 쌓이면서 장기간의 시술 결과의 관찰로 이어진다는 의미입니다.

따라서 막연했던 기존의 분리형 임플란트에 대한 불만이 점점 더 현실적으로 확신에 이르게 되면, 치과 원장님들이 해결책을 스스로 찾게 되고 결국 자발적으로 일체형 원바디 임플란트를 찾게 될 것입니다.

전술했던 것처럼 뼈이식 수술이 필요 없고 나사가 풀리거나 픽스쳐가 파절되지 않는 일체형 원바디 임플란트야말로 저수가에서도 충분히 견뎌낼 수 있는 대안이 될 것이기 때문입니다.

한국에서만 유독 빨리 진행되었던 수가 인하의 결과가 일체형 원바디 임플란트를 대안으로 떠오르게 만들 것으로 저는 확신합니다.

다시 말해서 대한민국이야말로 일체형 원바디 임플란트의 시장이 열릴 최초의 국가가 될 것입니다.

2

대한민국이 임플란트 시장에서
글로벌 리더가 될 수 있다

국내 임플란트 시장은 완전히 레드오션 상태에 있습니다. 수출시장은 그나마 이윤이 조금 있지만, 국내 업체 간에 과열 경쟁으로 그마저도 포화 상태가 되어 가고 있고 선진국에는 수출이 거의 미미합니다.

그도 그럴 것이 수가가 4,000~5,000불 하는 부유한 나라에서 메이드 인 코리아(Made In Korea) 제품을 쓰겠다고 했을 때 그곳 환자나 의사들이 받아들일 리가 없지요. 이것은 우리나라도 마찬가지입니다. 수가가 200만 원대였던 2000년대 초만 해도 전부 외국산을 사용했지, 국산은 설 자리가 없었죠. 오스템 직원이 치과 문을 들어서기가 무섭게 문전박대를 받던 시절이었습니다. 그러던 오스템을 비롯한 국내

산이 저수가와 맞물리면서 조금씩 팔려 나가기 시작했던 것입니다.

일체형 원바디 임플란드가 아무리 좋다고 설명한들 부자 나라의 치과의사나 환자들이 받아들일 리가 없습니다. 하물며 기존의 분리형 임플란트로는 영원히 불가능한 일입니다. 아마 공짜로 써보라고 줘도 시도조차 하지 않을 겁니다.

그렇기 때문에 현재 선진국에서는 일체형 원바디 임플란트가 개발될 동기가 별로 없습니다.

수가가 워낙 비싸서 부자 아니면 심지도 못하거나 많이 식립하는 의사들도 드물고, 혹 문제가 생겨 다시 심고 보철까지 무상으로 다시 해줘도 받은 비용이 워낙 많으니 할 만한 것입니다. 별로 억울하거나 힘들 것도 없지요.

그래서 제가 보기에는 메이드 인 코리아에 대한 인식이 나쁘지 않거나 수가도 비교적 저렴한 국가에서 일체형 원바디 임플란트의 수요가 생길 것 같고, 이런 나라부터 수출의 길이 열리지 않을까 예상해 봅니다.

예를 들면 중국, 인도, 동남아 일부, 중동, 동유럽, 남미 정도 말입니다.

최종적으로 그다음엔 미국과 유럽 시장도 결국 열리게 될 것입니다. 아마 이런 국가는 수가를 낮게 받는 한인 치과의사나 소수의 유색인종 치과의사들부터 전략적으로 공략 대상이 되어야겠지요.

물론 세계시장을 호령하는 글로벌 메이저 회사들이 옛날 우리가 그랬던 것처럼 금방 카피하거나 자체 개발해서 점유율을 빼앗아 갈 겁니다. 하지만 선점 효과란 게 있고 시간차가 있기 때문에 대한민국의 일체형 원바디 임플란트가 임플란트 시장에서 명실상부한 글로벌 리더가 될 수 있고, 그 후에도 어느 정도의 위치는 계속 차지할 수 있을 것으로 예상합니다.